知的生きかた文庫

20歳若返る習慣

高田明和

三笠書房

はじめに……あなたは何歳に見られていますか？

本書を手に取ってくださったあなた、どうもありがとうございます。若々しくあるために、あなたに、一つお願いしたいことがあります。

いったん、「ご自分が何歳であるか」、現在の年齢を忘れてほしいのです。まだ現役バリバリの50代であろうが、本を読むことが少し辛くなっている80代であろうが、ここではいったん忘れましょう。そして、この先、「自分が何歳に見られるようになりたいか？」を、イメージしてみてください。

「年齢より4、5歳、若く見られたい」と思うならそれもよし、「20歳以上、若く見られたい！」と言うなら、それも大いにけっこうです。

本書は、それを実現させるための本だからです。

ご自分が、「さすがにそこまでは無理だ」などと思わないかぎり、おおむね、あなたの願望は本書のメソッドで実現できると思っています。

高田明和

目次

第1章

若く見られる人には秘密がある
——内側から自然に若さがあふれてくる生き方

第2章

若々しい人の食べ方の秘密
——太った人、やせた人、これだけトライすればいい

第3章
「食べ物の好み」も大人仕様に変えていこう
——栄養素は大人にこそ必要！

第4章

運動は「これ」以上、やらなくていい！

――細胞が元気になる刺激、老ける刺激

第5章

「いい睡眠」こそ、若さを保つ最高の妙薬
——眠りも年齢とともに、こんなに変わる！

第6章
ゆるい瞑想で、心を若返らせる
——細胞寿命を縮めるストレスを消す！

第7章

ちょっと意識するだけで若返り

——そして毎日「いいこと」があふれだす！

第8章

誰もが怖がる認知症。でも、それは防げる病気では？

——知れば打つ手が見えてくる

共通点は血流？ うつ病、糖尿病、認知症を起こす病《やまい》 189

第9章

若さと認知症予防をかなえる新習慣

――脳を守るには、腸を鍛えなさい

編集協力　高田直美
中川賀央

第1章

若く見られる人には秘密がある

——内側から自然に若さがあふれてくる生き方

問題は、シミ・シワ・たるみじゃなかった！

世の中には、まだ60歳なのに75歳くらいに老けて見られる人もいれば、80歳なのに60代のようにハツラツとしている人、60代なのに30代のように活動して肌ツヤもいい人は存在します。

私自身も、そんな年齢不詳の人間の一人です。

さすがに「青年に見られる」ことはありませんが、どこからどう見ても高齢者でありながら、それでいて驚異的に元気に歩き回っているからか、多くの人から「先生、お若いですね」とか、「昔とまるで変りませんね」と言ってくれます。

それはたいていお世辞や社交辞令ですから、「お若いですね～。私よりハードワークをされているのではないでしょうか？」と言いながら、「元気な70代だなぁ」なんて思っているわけです。

ところが、そんなふうに思っている孫世代の編集者たちが、私の実年齢が、日本人の平均年齢をとっくに過ぎた88歳の米寿《べいじゅ》だと知った瞬間、「マジですか？」なんて目を丸くします。みなさん心底驚くので、最近はその様子を見るのが楽しくてたまりません（笑）。

若く見られがちな私ですが、実は、よくよく肉体を見れば、決して体のすべてにおいて若さを保っているわけではありません。

残念なことに髪は薄くなっているし、前歯が1本抜けたので、差し歯をしています。顔の皮膚もたるんでいます。鏡や自分が写っている写真を見ると、「シワが深くなってきたなあ」と、落ち込んでいるくらいです。外見だけではなく、見えない部分でも、男性の高齢者に特有の前立腺肥大があり、「α1ブロッカー《アルファワン》」と呼ばれる種類の薬を飲んでいます。

ただし、それ以外は、がんや糖尿病、肺疾患などの高齢者がかかりやすい目立った病気はありません。それに、関節痛とか腰痛、神経痛のような痛みを伴う不調もないので、体を動かすことにもなんら障害はありません。杖《つえ》を使わずに、自分の足で毎日の散歩や駅や自宅の階段の上り下りをすることができています。そのほか、日々の買い物から洗濯や料理、掃除などの家事ベランダにあるたくさんの花や植木への水やりまで、欠かさず自分でやっています。

そのせいか、周囲の人には、先に記したような私が感じている老化現象は、目に留まらないようです。

「本を書こう、悩める人たちの気持ちをもっと軽くしてあげよう」という思いもあってか、食事や運動などの日々のケアを続けているため、編集者が要望する締め切りに間に合わせたり、心の相談にいらっしゃる方々の要望に応えたりする体力があります。

そうした体力や、他人の期待に応えられるという自信のせいで、私と接する人たちに、「若々しくて、元気に満ちている」という印象を与えるのでしょう。

結局、「若々しく見られるかどうか」というのは、薄毛やシミ、シワ、たるみといった見た目や、実年齢という生物学的な要素以上に、その人のメンタルから醸《かも》し出される雰囲気によるところが大きいのではないでしょうか。

若い雰囲気があふれる人の考え方

私がメンタル面での若さを保てている理由の一つには、いまだに現役で仕事を続けられていることの恩恵は大きいでしょう。

私はこの年齢になっても出版社から本を出してもらうことができています。

本を書くということは、文章を書く期間だけ頑張ればいいという、短期集中的にできるものではありません。本にまとめる内容は、どこからともなく降ってくるわけでもありません。

私の場合であれば、一冊の本を書きあげるまでに、たくさんの医学的な最新論文を読破し、自身もそれを超えるような発見をすべく研究をし続け、日々自分の体でも試して効果を検証しています。そして医師仲間や教え子たちとも意見や情報を交わします。さらに体の不調に悩む巷の悩める人たちの現実的な相談を受け、それを解消してさしあげることで、実生活に役立つ知識になるよう、頭の中で熟成させて体系化しています。

このようにして、ようやく一冊の本としてまとめることができるのです。

執筆テーマに直接的には関係のない分野においても、医学部の若い先生方と一緒に研究をし、英語で論文を書いたり、さらにそれをまとめた本を海外で出版したりもしています。

私のそんな精力的な活動を知っている人から見れば、確かに「ああ、先生は変わらないなあ」と思われても不思議ではありません。

そして、すでに引退している方々からは、「いつまでも現役で仕事をしているから、変わらず若々しくいられるんだろう」と、うらやましく思われるかもしれません。

でも、「現役で仕事をしていれば、いつまでも若々しくいられるか」といえば、そうでもないのです。まず、現役かどうかは関係ない、ということを知ってほしいのです。

「現役だから若々しくいられる」の大間違い

傍《はた》から見れば若いころと変わらず同じように元気に歌っている歌手や、いまだに若き日の美しさや逞しさを誇っている俳優、そしてアスリートたちが、「限界を感じた」という理由で、早々に引退を決意することがあります。これは芸能人やスポーツ選手にかぎらず、研究者や経営者、芸術家などにも多く見受けられます。

「後進に道を譲りたい」という想いもあるのでしょうが、本音を明かせば、そうした想い以上に、自信を失ってしまっていることが大きいと思うのです。

なぜなら、どんな分野の人であっても、60代、70代以降も若かりしころと同じような体力でエネルギッシュに、集中力や持続力が発揮できる状態で仕事ができるはずはなく、だんだんと自分の衰えを突きつけられることが増えるからです。そのたびに、「年をとったなあ」と実感するようになり、少しずつ自信が削がれていくからです。あれができなくなった、これもしんどくなった……と、わが身の衰えを嘆くことが増えていき、現役真っ只中であっても、うつ状態になってしまう人は多くいるのです。

そういう点でいえば、私だって「若いころと同じレベル」で、仕事ができているわけではありません。

すでに大学の教授職は辞しているし、権限や影響力という面では、引退した元研究者という身分にすぎないのです。昔は臨機応変に処理できたはずなのに、今はなかなか融通が利かないことも多いですし。

自分よりずっと若い研究者や医師がどんどん活躍の場を広げており、それを見るにつけ落ち込んだり自信を失いかけることもないわけではありません。そんなとき私は、読経《どきょう》をしたり、写経をしたりすることで、メンタルを整えているのです。

私は西洋医学の医師ですが、若いころから禅に関心があり、毎朝・毎晩、長く坐禅をしてきました。そして、長年のさまざまな試行錯誤から、心の状態や、西洋医学と東洋思想の組み合わせが、健康と長生きに非常に大事だという結論に行きついています。本書でも、そのことについて述べていくつもりです。

若々しさは、にじみ出る雰囲気が9割

若々しさを保つ方法は、一つではありません。

そして、「実際に現役であるかどうか」よりも、「自分で自分の行動について、どう自己評価しているか」のほうが、若々しい印象を保つには重要なのです。

「自分が自分をどう評価するか?」とは、言い換えれば、「自分は、この世に必要な素晴らしい人間だ、そして自分は何かに貢献できる」と心の底から思える、ということです。そのポイントを押さえることができれば、若々しくいられるのです。

だとすれば、現役を引退していようが、どんな立場になろうが、あなたは若々しくいることができます。なぜなら、世の中に貢献する方法はいくらでもあるし、周りの人に積極的に関わっていく方法もまた、たくさんあるからです。

本書ではそんな方法についても、できるだけお伝えしていきましょう。

「老化現象」など、ずっと先のことと考えていい！

現在、私は患者さんの治療はしてはいないのですが、大学や大病院の若い先生方との仕事や新しい研究をしており、その縁で糖尿病だとか精神疾患（うつ、不安、ひきこもり）の患者さんの相談を受けることが多くあります。

また、病気というわけではないのですが、「体が思うように動かなくなった」「体重が増加して、疲れやすくなった」「あちこちが痛みだした」などなど、高齢者特有の辛さから、気持ちが落ち込むことが多くなっている友人たちのカウンセリングをすることも増えています。

みんな年をとるにつれて体調を崩しやすくなり、いろいろな病気にもかかりやすくなり、若いころより回復に時間がかかると訴えます。

体がいうことを聞かなくなっていくことで自信を失ってしまい、健康で幸せそうな同世代の人を見るのも辛くなり、家に引きこもりがちになります。眠れなくなり、うつの一歩手前のような状態になっている人もいます。

もしあなたが、「高齢者」とされる年齢になっているとすれば、次のような現象は起こっていないでしょうか？

・体が以前ほど機敏に動かなくなったと感じることがある。
・頭の回転が、以前より遅くなったと感じることがある。
・顔がはれぼったくなり、体の調子が悪い日が増えた。
・昔のことや未来のことを考える時間が長くなり、寝つきが悪い日が増えてきた。

これらの現象を、多くの人は「年をとったら誰にでも起こる当たり前のこと」として、放置してしまいます。

老化現象とひとくくりにして、対策を講じることを放棄してしまっているわけです。

でも私に言わせると、「とんでもない！」——これらはどうにもならない「老化現象」などではなく、生活習慣を変えることで、完全に対処できることなのです。

体の「老化現象」とは、人生の末期という意味での「老い」とは、まだまだほど遠い「人生の第二ステージ」のために、「生き方を変えるべき時期にきましたよ」という、体からのサインであると私は考えています。

「生き方を変えるべきサイン」が出たら、何を変える？

生活習慣というものは、年齢に応じていろいろと変えていくべきものです。赤ちゃんであれば、母乳から離乳食へ変えていきますし、体がつくられる育ち盛りの10代にはそれに合った食べ方や眠り方がありますね。そして当然、50代には50代の、70代には70代に合った食事や生活習慣があるはずなのです。

それなのに、なぜか、中高年くらいまでは、自分に合った生活習慣を見つけるために、いろいろと工夫し、試行錯誤していた人でも、65歳ごろを過ぎると、なぜか、それまでの習慣を漫然と続けてしまいがちです。

私自身もこれまで、年を経るごとに自分の習慣を見直し、「このほうが健康にいい」と思える生活習慣へと、こまめに切り替えてきました。たとえば、食事の量や内容を変えたり、散歩コースを変えたり。

そして、新しい習慣が自分に合っていた場合、すぐに快適な毎日を取り戻せる、という結果がついてきたのです。

そうこうするうちに、「先生、お若いですね」と言われるようになり、60歳や70歳を過ぎてもなお若者と同じように仕事をこなすことができるようになりました。

40代、50代の編集者からは、私の原稿を書くスピードが速すぎて編集作業が追いつかないとも言われます。

私が年齢に応じて見直し、取り入れてきた新たな生活習慣は、決して難しいものではありません。主となるのは、「ものの考え方を変える」ことです。

そして、呼吸法や睡眠などを自分に合った方法にちょっと変えるだけです。

健康であり続けるためには、免疫系を高める必要があり、それには心のあり方、運動、食べ物、睡眠などが大きく影響するからです。

食べ方や人間関係については、私の既刊書『65歳からの孤独を楽しむ練習』や『88歳医師の読むだけで気持ちがスッと軽くなる本』（いずれも三笠書房）にも、興味深い対策法を述べていますので、そちらもご覧ください。

本書は、私自身が模索しながら実践して効果を実感した方法に、欧米の研究者が医学論文で発表している実践すべき好ましい方法、さらに東洋思想などの研究成果を加え、「いつまでも若々しくいるために、どのような生活習慣を身につけるべきか」を検証しています。

ただ、いくら本書でいい生活習慣をお伝えしても、読んで納得して終わってしまったのではいけませんよ。習慣は、日常生活で繰り返し実践しなければ身につきません。

新しい習慣を実行するのはあなたご自身であり、若返ったときの喜びを体験できるのもあなたご自身です。

新しい習慣を根づかせるために、あなたが若返っていることを自己評価するための方法についても述べていきます。

若々しくあるために見直したい7つの「重要テーマ」

ある医師は、長年付き合いのある教え子に、「少し痩せてきたように見えるので、ちゃんと検査をされたほうがいいのでは」と指摘されました。

体重が極端に減るのは糖尿病の症状ですし、うつ病から食欲が低下している可能性もあります。

ところが、その医師は、せっかくの助言をなおざりにしてしまいました。

その結果、心筋梗塞を起こして手術をすることとなり、糖尿病と肺気腫が見つかったのです。

健康についてアドバイスする側の医師ですら、そんなふうに自らの体の危機を知らせるシグナルを無視してしまうことは多くあります。

たまに会う人や、付き合いの長い人は、あなたの変化に敏感に気づくものです。

そんな彼らのアドバイスを軽んじて、自分の生活習慣を変えるタイミングを見誤ってはいけません。

本書で、次の７つのことについて、見直していきましょう。

①謙虚に、これまでの生き方、考え方を見直す

私たちは、現状のやり方であまり問題が起こらないかぎり、「今までやってきた生き方」を続けようとする生き物です。慣れた習慣を変えることを避けたいと考えてしまいがちです。

そんな保守性が、病気を引き起こすような悪習をいつまでも続けてしまう原因となることがあります。配偶者や子どもから心配されているのに、聞く耳を持たず、気づいたら手遅れだったということは、大病を患う人によくあるケース。

実際、「余命あとわずか」という人たちに、「人生でやっておくべきだったと思うこと」は何だったかと聞けば、必ずといっていいほど、「もっと健康に気をつかうべきだった」という答えが返ってきます。

会社員で保険診療が受けられる間に、歯の手入れをしっかりしておけばよかった、無理をして苦手な酒を飲むんじゃなかった、健康診断をサボったりするんじゃなかった……などなど。

体は衰えてきていても、あるいは病に侵されていたとしても、私たちの体はある一定のところまでは、持ちこたえようとするので、自覚できるほどの不具合や痛みは、そう簡単には表面に出てこないことが多いもの。「物言わぬ臓器」だとか「沈黙の臓器」というのは、何も、膵臓や腎臓、肝臓ばかりではないのです。血管や心臓なども、気づいたときには……ということが多くあります。

文句も言わずに、黙々と限界まで頑張ろうとする体から、痛み、疲労感、異常な体重の増加・減少、不眠などの症状が出たとすれば、重大なサインとして受け止めるべきでしょう。それは明らかに体内の異常を知らせており、体の異常をもたらす悪い習慣を変えるべきタイミングです。

今日、変えなければ、いつまでたっても変わりません!

そうした初期のサインが出たタイミングで悪い習慣を変えておかなければ、もはや体が新しい習慣を受け入れられないところまでいってしまうこともあるのです。

たとえば、「早起き」はどうでしょう? 以前は通勤のために毎朝6時に起きる習慣があり、6時になれば自然と、目が覚めていたかもしれません。

ところが、退職して不規則な生活が当たり前になってしまうと、「早起きをしよう」と思っても、なかなかできなくなります。

あるいは、飲酒や喫煙はどうでしょう?

健康のことを考え、タバコはやめたい。飲酒もできるだけ少なくしたい。でも、これまた長年の習慣になってしまっていると、なかなか変えることができません。

その結果、体に有害な物質が蓄積されることから異常や不調が起こり、年をとるほど健康状態は悪くなっていくのです。

タバコであれば肺に疾患が生じたり、飲酒であれば肝臓に疾患が生じたり。あるいはわずかな塩分摂取量の差で、熱中症になったり腎臓病になったり……その影響を軽く見てはいけません。

②遺伝子検査の結果に、一喜一憂してはいけない

最近は遺伝子を調べることによって、いろいろな病気の発見や、今後の罹患リスクがわかるようになりました。人によっては、そうした遺伝子の検査情報を信じ、「自分は絶対に病気にならない」と過信したり、あるいは必要以上に、特定の病気を恐れたりしてしまうことがあります。

しかし、「ある遺伝子があれば、必ずその病気になる」というわけではありません。

私の弟は医師で開業しており、健康への知識は十分にありましたが糖尿病になりました。肥満があったこともあり、週3回の透析を続けたのですが、70歳で亡くな

りました。

遺伝子を調べてみると、私たちの家系では、「兄弟の半数に糖尿病が起こる」という予測が出ました。ところが私たちは8人兄弟のうち、弟以外は誰も糖尿病になっていません。

ですから、病気になるかどうかは、遺伝子だけの作用ではないのです。遺伝的にそうなる確率が高ければ警戒は必要ですが、必ずその病気になると考えてはいけません。遺伝子があっても、スイッチがオンにならないかぎり、発病はしません。スイッチがオンになるかどうかは、日々の食習慣や睡眠習慣、そして心のあり方などが影響します。

③心と栄養に気を配る――栄養素だけで免疫力は高まらない

「免疫」といえば、通常は新型コロナウイルス感染症や、インフルエンザなどの病原体（ウイルスや細菌）への抵抗力のことを考えるでしょう。最近は免疫力を高めるために、ビタミンやミネラルを摂取することの効用が広く唱えられ、一生懸命にサプリメントを摂取し、野菜や果物、発酵食品や乳酸菌、ダークチョコレート、機能性表示食品など、「免疫力が高まるとされるもの」を積極的に摂取している方もいるかもしれません。

でも、「免疫力」とは、体の内側に入ってきた病原体に抵抗する力のことだけでなく、「年をとるごとに弱くなる体に、体が対処する力」や、「年をとることで変化する環境に対して精神的に対処していく力」をも含めた力として考えなくてはいけません。

とくに、私たちの「心のあり方」は、精神や体の健康に大きな影響を与えます。

たとえば、不安や緊張、あるいは気持ちの落ち込みによって、心に大きなストレスがかかると、体にはどんな変化が起こるでしょうか？

ストレスに対抗するため、腎臓のそばにある「副腎」という器官から、すぐさま分泌されるのが「アドレナリン」というホルモンです。このアドレナリンは、脈拍を速め、血圧や血糖値を上昇させ、エネルギー供給態勢を整えることで心理的ストレスに対抗します。

このホルモンの合成に必要なのがビタミンCなのですが、体内で合成することはできません。ストレスがかかればかかるほど、体内のビタミンCは多く消耗されます。しかもストレスとなるのは、不安や緊張といった精神的なものだけではありません。騒音、排気ガス、過労、睡眠不足、寒さ、暑さ……なども体にとってはストレスです。それらのストレスの除去にもビタミンCが使用されます。

私たちが体内に常時、ストックしているビタミンCは約１５００mgであり、それ以上は、ためておくことができません。ストックされているビタミンCは、私たちがストレスを感じるたびに、どんどん消費されていき、ときに不足します。

さらに、ビタミンCの役割は、ストレスの除去だけではありません。病原体に対抗する免疫力をつけることや、体内の酸化を防いで老化を防止する機能にも使われています。つまり、ストレスが多くかかるほど、ビタミンCは大量に消費されて不足し、その結果、病気にかかりやすくなり、体の老化が進むことになるというわけです。

以上のことをまとめると、ビタミンCなどの栄養素をしっかりとることと、心を明るくポジティブに保って、せっかくとった栄養素の余計な消耗を減らすことが大切です。

④心を穏やかに保つ――怒ると血圧に悪いのは本当

２０１９年の「高血圧治療ガイドライン」（日本高血圧学会）においては、**心理的・社会的ストレスによって、高血圧の発症リスクが2倍以上も高まる**ことが報告されています。私たちが思う以上に、ストレスは健康に影響を与えているのですね。

リンパ球（T細胞・B細胞）、顆粒球《かりゅうきゅう》、マクロファージなどの免疫系の細胞は、月に一度くらいの頻度で生まれ変わります。その機能は年齢とともに低下するといわれてきましたが、最近の研究では、「機能が低下しない免疫系のほうが多い」とされているのです。

免疫細胞で破壊された病原体、あるいは病原体によって壊された自身の細胞は、オートファジー（自己消化、自食作用）という機能で、分解、排除されます。

このオートファジーとは、細胞内に老廃物がたまってくると、自動的に細胞を取り囲む膜ができ、老廃物を分解して細胞を再生させる、まるでリサイクル工場のような作用があります。

このリサイクルを促すために必要なことこそ、毎日の習慣を変えることなのです。十分な栄養素を摂取することはもちろん大事ですが、それだけでは不十分だというのはこうした理由があるからです。

若いころの生活習慣を見直すことで、細胞のオートファジーを活性化させ、広い意味での免疫系の機能を高めることは、誰にでもできます。

⑤長寿遺伝子の働きを高める

最近の研究で、私たちの寿命を延ばし、健康に生きさせる「長寿遺伝子」は、20以上もの種類があることが知られています。何か一つの遺伝子だけで決まるわけではないのです。

「サーチュイン」「AMPK」「mTOR」などという名前を見聞きしたことがあるかもしれません。

これらは、どれも長寿遺伝子です。そして研究により、「何を」「いつ」「どのくらい」食べ、「どのように体を動かしたか」「どのようなストレスを受けたか」が、これらの遺伝子の発現と活動に大きな影響を与えることがわかってきました。

つまり、食べ方や運動の仕方で、若返りスイッチがオンになったり、オフになったりするということです。その内容は本書の第7章で紹介しますが、心の持ち方や生活習慣によって遺伝子の発現をうまくコントロールできたならば、健康なまま長寿を達成することができます。

⑥悪いストレスを減らし、いいストレスを増やす

心や体を傷つけるようなストレスは、避けたほうがいいのは当然のことです。

しかし私たちは、普通に生活しているだけでも外部環境から絶え間なく「ストレス」を受けています。そして、そうした日常の、過度ではない「精神の苦痛を伴わないストレス」は、人間の細胞を活性化してもいるのです。

精神の苦痛を伴わないストレスとは、「若さをよみがえらせる、心地いい刺激」ととらえていただければいいでしょう。具体的には、「適度な運動」のほか、「適度な断食」「座禅」「呼吸法」などが含まれます。

では、どんなふうに「若さをよみがえらせる、心地いい刺激」を与えていけば、私たちの老化に対する防御機構が活性化し、若返るのでしょうか?

それは、決してハードでも、難しいことでもありません。誰にでもできる、というよりも、人一倍ズボラな人でさえできる方法を第6章で明かしていきましょう。

⑦体内・体外のリズムに従う

私たちの体内には、それぞれ独自の「体内時計」が内蔵されています。詳しくは

第5章で紹介しますが、簡単にいえば、朝何時になったら目が覚め、何時を過ぎたら眠くなるといった、体のリズムを決めているものです。

この体内時計の設定は、「最適な睡眠時間」や「起床時間」にも影響し、人によってそれぞれ違っています。

だから、海外旅行で日付変更線を越え、通常の朝に当たる時間帯が短縮されたり、夜に当たる時間帯が短くなったりすると、人によって時差ぼけが起こるのです。

秋口になるとなんとなく気分が沈んだり、春は明るくはずむような気分になったりする方は多いでしょう。これも、日照時間の変化が体内時計に与える影響によって生じており、私たちの活動は、私たちが考える以上に、日々の体のリズムに影響されているのです。

若いころは、多少は日々のリズムが乱れても、体力があったから柔軟に対処することができたでしょう。

しかし年をとると、体内時計を狂わすような生活習慣は、私たちの体や精神に深く影響を及ぼすようになってきます。

会社への出勤がなくなったとたんに、夜眠れなくなったり、運動することが少なくなった結果、食事量のバランスが変わり、生活習慣病が悪化したり……。とかく高齢者の人生にはリズムを狂わす現象も多くなるのです。

しかし、どんな難題にも、私たちは習慣を変えることで対処することができます。運動の仕方を変え、食べ物を見直すことは、そのための簡単な方法の一つです。

運動、睡眠、食事、呼吸、そして精神の安定が、いかに私たちの若々しさと大きく関係するかをお示ししたいと思います。

最後に、読者のなかには、「今さら生活習慣を変えても遅いだろう」と思う方がいるかもしれません。しかし、生活習慣の切り替えは、いつ始めても遅くはないのです。始めたその日から、老化スピードを遅らせることができます。

生活習慣を変えないほうが、ずっと危険だと私は考えます。

現在どのような健康状態であっても、改善をしようと思って行動するなら、必ず体は変わる――そう信じて、ぜひ本書を読み進めていってください。

第2章

若々しい人の食べ方の秘密

——太った人、やせた人、これだけトライすればいい

あなたの食事量は、多いか？　少ないか？

かつて中高年の体型について、「少し太り気味のほうがいい」「小太りのほうが長生きだ」などと言われた時期がありました。

たとえば、茨城県で男性3万人、女性6万人を10年間にわたって追跡調査した結果によると、年齢とともに少しずつ体重を増やしていくことが健康的だと結論づけています。人間の場合、肥満は「ＢＭＩ」(Body mass index＝体重kg÷身長mの2乗）という数値で表されますが、60代の男性でＢＭＩ「25・1」、女性でＢＭＩ「22・8」。70代では男性「25・5」、女性「24・1」と、標準である「22」という数値よりもかなりオーバーした値が、この追跡調査では理想値と位置づけられていました。

しかし最近になって、この考え方ははっきりと否定されています。

動物による実験の結果は、カロリー摂取を減らした動物のほうが、摂取量の多い

死亡率が低いのはBMIいくつ？

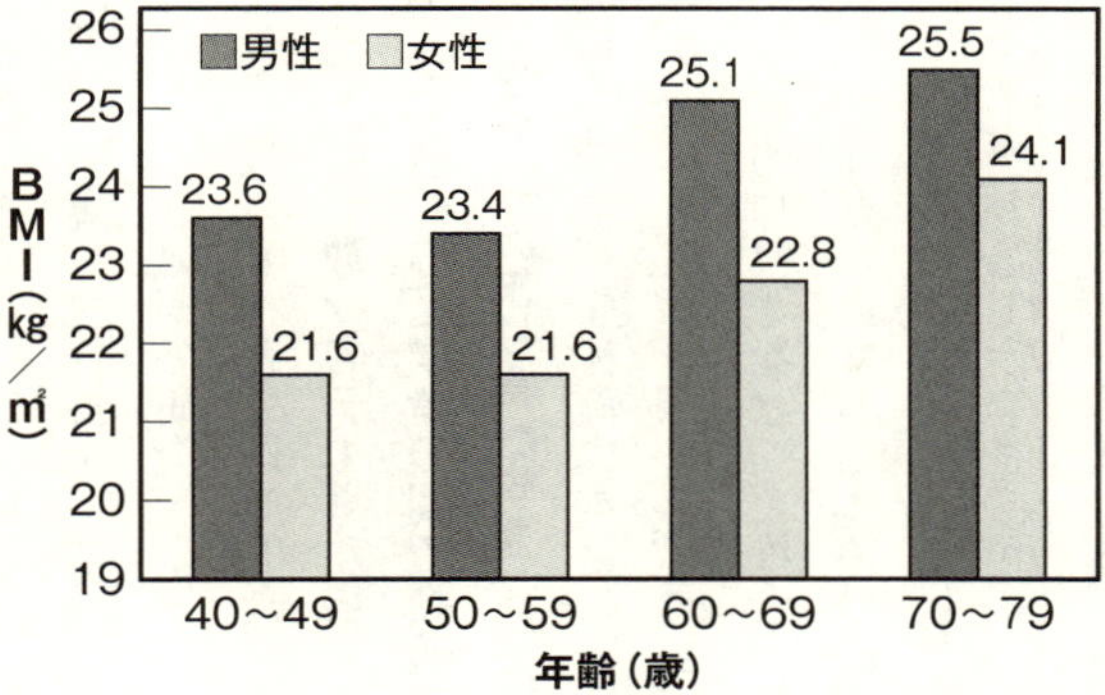

死亡率がもっとも低くなるBMI（男女別年齢別）茨城県のデータ
Matsuo T,et alObesity.16,2348-2355,2008

BMI＝ 体重（kg） ÷ 身長（m）の2乗

例 体重が60kg、身長が160㎝の人であれば

60÷（1.6）^{2}
＝60÷2.56
＝23.4375

体重が75kg、身長が155㎝の人であれば

70÷（1.55）^{2}
＝70÷2.4025
＝29.136

動物よりも長生きであることを示しました。一般的にはＢＭＩ18～25の値が正常値で、25以上が肥満とされます。

以前は、先の茨城県の研究データのように、25～30の「過体重」とされる数値が、実際のところは「もっとも健康的だ」とする医学者も多くいたのです。

しかし現在は、**数々のデータから、やはり「ＢＭＩ25以下に抑えたほうがいい」というのが、多くの医学者の間で共通する認識**になっています。**健康で長生きしようと思ったら、「あまり食べすぎないほうがよろしい」**というのが、最新医学における解答なのです。なぜ食べすぎないほうがいいのか——簡単にいえば45歳以上になると、体はあまりカロリーを必要としなくなるからです。

必要以上のカロリーをとった場合、体はそれを皮下脂肪として蓄えたり、排泄したりするのですが、いずれも本来は必要のない作業であり、臓器には作業負担がかかってしまいます。こうして疲《ひ》弊《へい》した内臓の修復に多くのエネルギーを注げば、それだけ見た目には疲れた雰囲気が漂います。

食べる量を減らしていくと、体が処理する物質量が減り、さらに排泄する量も減るので、内臓にかかる負担が減らせるのです。

食べる量を変えたら、マウスの寿命はどうなった?

2020年代に、アメリカのテキサス大学の研究者が、数百匹のマウスを用いた4年間にわたる実験によって、**食事を低カロリーにすることで寿命が10%延長する**ことを指摘しました。

さらに食事を夜間のみに限った場合では、寿命が35%延長するとのこと。

マウスは夜行性なので、人間に置き替えると、これは食事を日中の時間のみに限定することと同義です。

また、最近の臨床を伴った研究でも、中年以上になると、それまでより30%くらい食事量を減らしたほうが病気になりにくく、長生きだということが示されました。

しかもこの研究では、食べるものが野菜ばかりでも、糖質ばかりでも、結果には影響を与えなかったということです。

そこで、「あなたが食べている食事の量は多いのか？　悪いのか？」という問題ですが、まず紹介した研究のように「食べるものがなんでもいい」という説は、今のところ一般的ではなく、指示エネルギー（とるべきとされる一日の摂取カロリーの目安）の割合は、50～60％が糖質、15～20％がタンパク質、20～25％を脂質から摂取するのが望ましいとされています。

「糖質をそんなにとっていいのか？」と疑問を持つ方もいるでしょうが、これについてはのちほど説明しましょう。

そして量については、近年では高齢者の栄養失調も重大問題となっています。量を食べているつもりでも、食事に含まれる栄養素の偏りや、胃腸の吸収力が落ちているので、不足してしまうのです。

日本老年医学会が定める「高齢者肥満症診療ガイドライン２０１８」でも、「減量による利益とリスクを勘案して減量を行なうべきである」としていますが、目安として「ＢＭＩの数値が25を超えている」か「それ以下か」で、食事への対処を変えることが望ましいと思われます。

ＢＭＩ25以上なら、絶対に食事を減らしなさい！

ＢＭＩの数値が25以上と高く、普段から間食なども多い傾向にある方は、やはり食事の量を減らすことが、優先してやるべきことになります。

といっても、「それが簡単でない」という人も多いでしょうが、詳しくは56ページの「プチ断食」という方法でやり方を考えてみることにしましょう。

一般的に、食事というのは、みんなで一緒に食べることによって人間関係を深めるという面もあり、人生を楽しむための大切な行為でもあります。とくに家族団欒《だんらん》での食事は、夫婦や親子の絆をつくるためにも、欠かせないでしょう。

しかし、子どもが独立し、特別な日以外には一緒に食事をすることもない、といった状況になると、食べる量や食べる回数を変えるチャンスになります。

しかも最近は、会社勤めをしている人でも、アフター５に飲みに行くような風潮は減っていますから、自宅での食事量のコントロールはしやすいでしょう。

そう、逆にいえば、現在は食事に関しては、自己コントロールがしやすい時代になっているのです。自分が健康かどうかは、人生の後半における幸福度に関わってきますから、すべては個々人の意識改革によって決まるといえそうです。

逆にＢＭＩが25以下の方は、しっかりと一日３回の食事をとることが重要になってきます。

とくに一人暮らしの方は、食事をスーパーやコンビニの総菜や単品などで簡単にすます傾向がありますが、できるだけ食材の種類やおかずの品目を増やして、しっかり食べるようにしてください。

とくに２０１９年の厚生労働省「国民健康・栄養調査結果の概要」によると、ＢＭＩ20以下の低栄養の人が、65歳以上の男性で12・４％。女性で20・７％も存在しています。

５～６人に一人は栄養が不足していることになります。

そうした方は医師と相談のうえ、必要ならカロリーを多く摂取できるゼリーや、総合栄養ドリンクなど、「栄養機能食品」を摂取するようにするといいでしょう。

「高齢者に炭水化物は毒」という、真っ赤なウソ

年をとったら、ＢＭＩ25以上の人は食事量を減らすべきだ、ということはよくわかった。でも、あらゆる食事の量を減らせばいいということなのでしょうか？
たとえば肉や糖質は減らして、もともと摂取量の少ない野菜などは減らさないほうがいいのでは？

多くの研究が行なわれた結果、現在はそれぞれの研究者によって、減らすように推奨する栄養素が大きく異なった状態になっています。一番意見が分かれるのは、糖質、すなわち炭水化物をどの程度減らすべきか、でしょう。

肥満や糖尿病の原因になるからという理由で、健康診断の問診の際に医師から、米やパン、麺類、甘いものなどの炭水化物の摂取量を減らすよう、指導された方も多いのではないでしょうか。

確かに現在でも、「炭水化物を減らせ」「糖質制限をしなさい」と主張する医師や

研究者は少なからず存在します。

しかし、地中海沿岸諸国の人々や、日本の長生きで知られる地域の人たちの実際を見れば、パン、そば、うどんなどを毎日のように食べており、「炭水化物を多く摂取しても問題ない」ということにもなるでしょう。

先に紹介した日本老年医学会の「高齢者肥満症診療ガイドライン２０１８」は、「高齢者における糖質摂取制限の安全性は確認されていないことから、極端な糖質制限はのぞましくない」としています。ですから日々の食事の、50％から60％は糖質を食べても構わないとしているわけです。

私自身にしても、パンかそば、パスタ、米などの炭水化物（糖質）は、毎食必ず摂取しています。量はあまり多くならないように心がけていますが、炭水化物を目の敵《かたき》にする意見には賛成できません。

脳はブドウ糖をエネルギー源としていますから、これが不足すると、注意力が散漫になり、疲労感が出て判断力がなくなります。ひどいときは、意識障害を起こすこともあります。

ご飯を食べないことで、意識がボーッとしてしまえば、変な詐欺にうっかり引っかかったり、よろけて骨折したり……などというリスクも出てきます。

健康のために控えたことで、かえって健康を損なうなんてことのないように、ほどほどに減らすことを心がけましょう。

「1種類だけ」がNG。全体を少しずつ減らすのが賢い

ＢＭＩの数値が25以上の人は、食事の量を減らすべきだと先に述べました。その減らし方も、糖質制限だとか、肉を避けるといったように「何か一つだけ、栄養素を減らす」というやり方ではなく、全体的にバランスよく食べながら、全体の量を少し抑えることがポイントです。

昔から「腹八分目に病なし」といわれますが、若々しい外見を保っている人の多くは、たいていはその鉄則を守っているものです。

何ごとも、極端なのはいけません。**何か一つだけを減らすのではなくて、全体的**

にちょっとだけ減らせば、いい塩梅《あんばい》になるのです。

そしてＢＭＩの数値が25以下の方であれば、栄養素のバランスを見直してみることが必要です。ＢＭＩ数値が低いのに糖質をあまりとらないようであれば、毎日の食事のなかで、米やいもなどの炭水化物をきちんと摂取するようにしたいものです。ご飯だと、一日に2杯分くらいは必要です。

なお、妊婦、子ども、スポーツをしている人は、食事量を減らすべきではありません。また医師からカロリー摂取を指示されている人は、かかりつけ医に従ってください。

暇を持て余さない

実は「食べる」という行為は、人間にとって、たんに生命活動を維持するために栄養素をとるというだけの行為ではありません。

絶好の「暇つぶし」ともなる行為なのです。

ものを噛むことによって脳内には快楽を引き起こすホルモンが分泌されますから、孤独やさみしさ、ストレスを打ち消すのに、もっとも簡単な方法にもなり得ます。

だから、やることがなくて暇を持て余している人や、面白い人生を送っていない人、いつも寂しさを感じている人、何か満たされない思いを抱えている人などは、中毒のように過食に走ってしまう傾向があるのです。

食べることは、多くの人にとって幸福なことですから、食事を可能なかぎり楽しもうとすることは間違っていません。おやつだって、間食だって、たまに食べるぶんには、毎日の生活を楽しくする大切な要素になるでしょう。

私にしても、たまに打ち合わせが長引いて「ケーキでもいかがですか？」と尋ねられれば、喜んで「いただきます！」と答えます。何度でも、お代わりをしたいくらいです。そんなふうに、たまには甘いものを楽しむのはいいのです。

ただ、毎日のように頻繁に繰り返せば、ひとときの癒やしと引き換えに、大事な健康を害することになるでしょう。

健康を害することで、結果的にさまざまな食事制限をしなければならなくなって食の楽しみの多くを奪われてしまったら、いくら後悔してもしきれませんね。

ですから、ＢＭＩが25を超えている人は、お腹がさほど空いていないのに、暇つぶしに食べ物を口に入れるのは控え、ほかの楽しめることに集中することで心を安らかにするような習慣に変えていきましょう。

欧米が注目する16時間の超簡単な「プチ断食」の習慣

ＢＭＩの数値が25以上の人に、食事量を無理なく減らす方法として紹介したいのは、「プチ断食」の習慣です。

「断食」というと、断食道場のようなところに入り、指導者や仲間とともに数日間、何も食べずに行なう、辛く厳しい修行のようなことを想像する人も多いかもしれません。このような断食では、数日の断食が明けた日から、おかゆのような消化しやすいものから徐々に食べはじめ、胃腸が元の食事量に対応できるように戻していきます。

そうした本格的で厳格な断食に対して、「プチ断食」というものが取りざたされた時期もありました。週末や休日を利用して、8〜12時間程度だけの、普通の断食よりもかなり短い期間、断食を行なうというものです。

ただ、まだ時代的に早かったのか、あまり多くの人に浸透することはなく、いつのまにかその言葉も忘れられてしまったようです。

ところが最近、欧米で1回16時間だけの「プチ断食」が流行りだしているのです。それは夕食を食べたあと、翌日の朝食をとる時間を遅らせて、11時か12時に昼食を兼ねた食事、いわゆるブランチをとるという、とても簡単な「一日2食」の食事制限法です。

この16時間断食が、なぜ体にいいのかを説明しましょう。

なぜ、プチ断食がこんなにも体にいいのか？

なぜ、そんな短時間の断食で、体にいい効果をもたらすのでしょうか？

4つの理由がありますので、順番に説明していきましょう。

第1の理由は、「簡単に摂取カロリーを減らすことができる」からです。

もともと摂取カロリーがさほど多くない人にとっては、効果もほどほどかもしれませんが、それでも食事量をコントロールしていくことはできます。

第2の理由は、「消化管に休息を与えることができる」からです。

ふだん私たちは意識していませんが、胃や腸のような消化管が食べたものを吸収するには、かなりのエネルギー量を必要とするのです。若いころなら消化のためのエネルギーも無尽蔵に出たかもしれませんが、年をとるごとに限界が近づきます。

そして食べたものがスムーズに消化されずに、いつまでも腸内に留まっていれば、それは腐敗して毒になります。だから臓器は必死に消化しようとするのですが、それも不完全で、どうしても体を害する毒となってしまう……。

さらに、消化ばかりにエネルギーが使用されてしまいますから、そのほかのことに回す余力がない。すると、体の機能回復が追いつかなくなってしまうのです。それでも必要な栄養素は食事からとる必要がありますが、高齢になった肉体は、若いころほどそれを必要としていません。必要なエネルギーはとっくに満たされているのに、一生懸命に不要なエネルギーを補充している状態が、私たちの体には起こっているわけです。エネルギーとなる食事量を減らすべきだ、というのは、こういうことなのですね。

「長寿遺伝子」が目覚める！

プチ断食が体にいい第3の理由は、インスリンや成長ホルモンなど、体重を増加させる際に使われるホルモンの量を変化させることができるからです。つまり、一生分の量が決まっている貴重なホルモンの無駄づかいを減らし、節約することで、健康な状態を長く維持できるということです。

第4の理由が、食事をとらないことで小さなストレスがかかり、それが第1章で

紹介した「長寿遺伝子」と呼ばれるものを活性化させること。

しかも、老廃物を除去する仕組みも活発に働きます。これは第1章で紹介した「オートファジー」ですが、消化作業という負担がなくなることで、体の中の細胞は、そうしたメンテナンスにもエネルギーを割くことができるわけです。これが、プチ断食が体にいい第5の理由です。

これだけたくさんのメリットのある「プチ断食」ですが、要は、前の夜から次の日の昼まで、何も食べないだけの簡単なこと。イスラム教で「ラマダーン」と呼ばれる断食月は、日が昇っている時間のみ食べない断食なので、時間的には似たような断食になります。

ＢＭＩ25以上に該当する方へ、プチ断食の方法を簡単に紹介しましょう。

もちろん、ＢＭＩの数値が25以下で、痩せている人であれば、プチ断食をする必要はありません。そのような方は第3章へ先に飛んでください。

朝、コレを飲んで一日2食――正しいプチ断食のやり方

プチ断食の方法は、難しいものではありません。

たとえば午後7時に夕食をとり、11時に就寝するとしましょう。翌朝7時に起きるとすれば、8時間の睡眠がとれます。

睡眠は7時間でも8時間でも、あるいはそれ以上でも構いませんが、朝に目覚めたら、しっかり口をゆすいでから、水を大きなグラスで1杯飲みます。常温か、ぬるめの白湯《さゆ》がいいでしょう。

あとは朝食と昼食と兼ねた食事を、午前11時以降にとればいいのです。

こうすると一日に16時間、断食の時間ができることになります。

もちろん、会社などに勤めている方で、「12時にならないと昼休みにならない」という人もいるでしょう。それに、「朝食を抜いてしまうと、お腹が空いて仕事ができない」という人もいるかもしれません。

でも、大丈夫ですよ。たっぷりと蓄えた皮下脂肪があるのですから、それを消費するチャンスをつくりましょう。

「ときどき食べない」ことが、胃腸の休息につながる

基本的には、プチ断食は毎日実践する必要はなく、「週に3回くらい」が理想ではありますが、それ以下でもまったく構いません。

そもそも摂取カロリー量を減らすための習慣ですから、週にたった1回や2回でも、「やらないよりはずっといい」のです。食事を控える時間も、16時間と明確に決まっているわけではなく、無理をする必要はまったくありません。

逆に「プチ断食よりも、もっと本格的に長期的な断食をしたい」というなら、必ず専門家の指導を受けることが必要でしょう。

ただ、「お腹が空く」という現象は、毎日の習慣から「いつも食事をとっている時間になると、自動的に食欲が高まる」という心理的な場合も多く、本当に空腹感

プチ断食のスケジュール

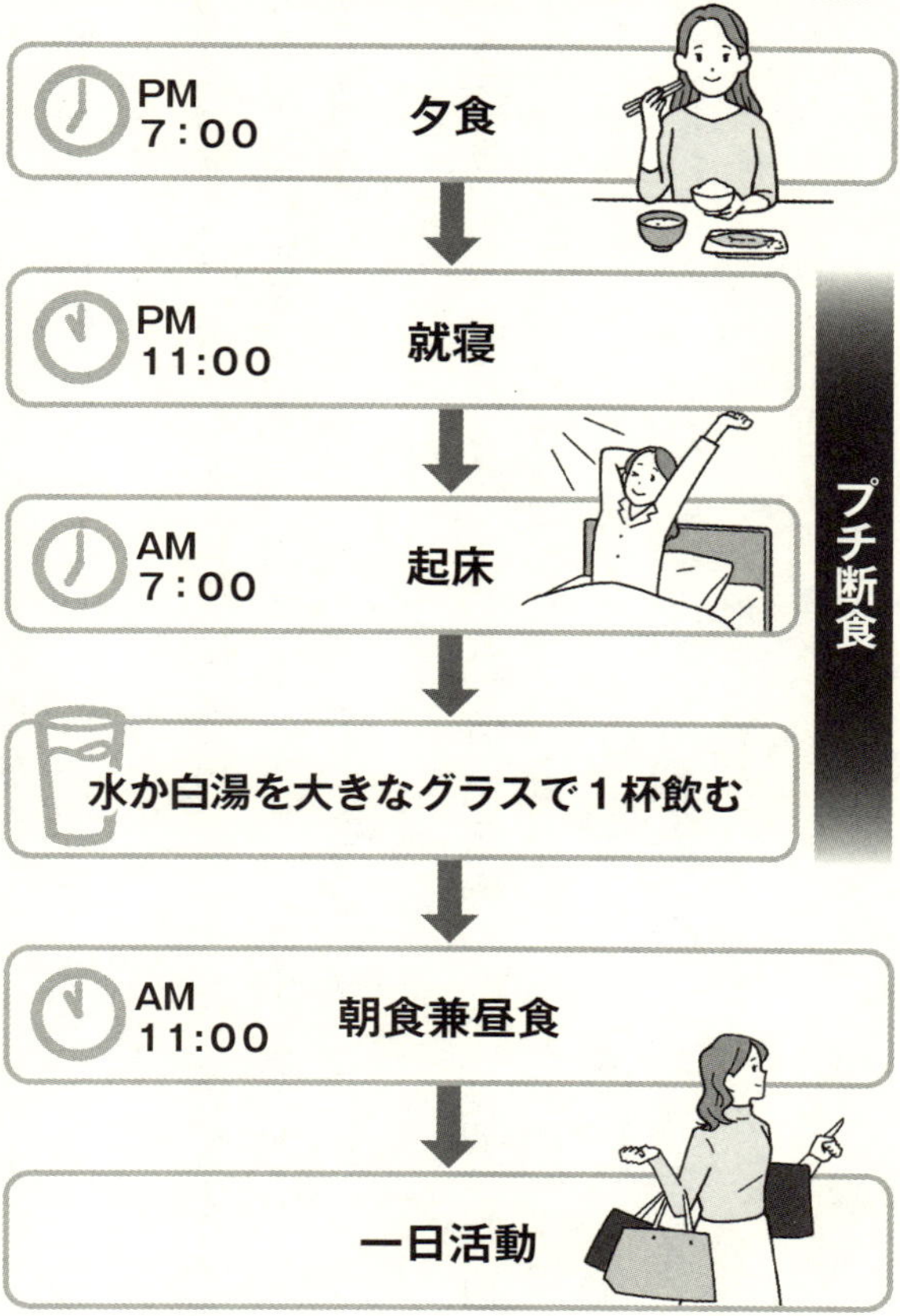

を抱えているかどうかは疑わしいことも多いのです。

その場合、プチ断食が、習慣として当たり前に根付けば、まったくお腹も空かなくなっていきます。

胃腸の休息は非常に大事で、とくに体には「日周リズム」という周期があり、夜になると消化器官はお休みモードに入ります。その休み時間中に食事を入れると、カロリーは保存され、肥満になりやすい。だから、夜食は禁物とされるのです。

夜遅くまで働く現役のビジネスパーソンは、これまでだったら「夜間に何も口にしない」わけにいかない面はあったでしょう。でも、リモートワークを始めたり、仕事を引退したりしてからは、ご自分でコントロールできる人は増えたでしょう。何より試しにやってみて、少しずつ今までの習慣を変えていけばいいのです。

第3章

「食べ物の好み」も大人仕様に変えていこう

——栄養素は大人にこそ必要!

肉よりも「小さな魚」を食卓にのせる

「肉を食べれば元気になる」という主張は、近年、多く見られます。第2章でも述べたように、炭水化物の摂取量を減らし、タンパク質をその分、多くとること。そしてそのタンパク質を、主に肉で補おうというわけです。

でも、高齢になってからも「赤身の肉」を多く食べている人が、本当に健康を保てているでしょうか？ 実は統計的に見ると、牛や豚の、とくに赤身の肉を多く食べる国の人は、病気をしがちで短命であるというデータがあるのです。

おすすめは爽やかな柑橘系をたっぷり使う「地中海食」

一方で推奨されるのは、魚介類を中心にタンパク質をとる食生活です。私があらゆる機会をとらえて紹介している「地中海食」として知られる食事メニューです。

イタリアやギリシャなど地中海沿岸に住む人々の食事内容をモデルにしていることから「地中海食」と呼ばれますが、なんのことはない、昔の日本人は、これと似たような食事をしていました。だからなのか、地中海諸国と同様に、日本も世界的な長寿国として知られています。

ただ日本食の場合は、魚に加え、海藻など食物繊維の多い食べ物、それに味噌や納豆、漬物などの発酵食品が多いのが特徴です。

そのほかの地中海食の特徴としては、生野菜や果物に加え、オリーブオイルやナッツを多く摂取します。新鮮なレモン果汁をよく使い、ポリフェノールを多く含むワインを飲むことも、長生きの要因になっているでしょう。

ところが、現代日本人の食生活を見れば、すでに魚中心から肉中心のメニューに変化しています。スーパーなどの手頃なお惣菜も、肉をメインに用いたメニューが多いことに気づかれるのではないでしょうか。

ところで魚といっても、たくさん食べる必要はないのです。また、マグロやカツオのような大型魚よりは、アジやサンマ、イワシ、シラス、ちりめんじゃこなどの小さな魚のほうが、栄養価も高いのでおすすめです。

魚介類は、調理する手間が少々かかることがありますが、調理も楽しみの一つととらえ、肉好きの方は徐々に食の好みを変えていくことをおすすめします。

ナッツと豆を食べる

ここまでは摂取するタンパク質を肉から魚へシフトしましょう、という話でした。ここでは、魚のほかに、ナッツなど「植物性のタンパク質」を増やしていくことも、若々しさを保つためには重要だという話をします。

アーモンドやピーナッツ、小豆や大豆といった豆類はおなじみですね。

ナッツ類は、おやつにそのままつまんでもいいですし、大豆は、豆腐や納豆、豆乳などの加工品として手軽に摂取できるでしょう。旬の枝豆は夏のおやつにピッタリです。小豆は、あんこにすればおいしく楽しめます。白砂糖ではなく黒糖などを使ってつくれば脳の栄養としても満点のおやつになります。

豆類のほか、ブロッコリー、アスパラガス、アボカド、バナナなどにも植物性タンパク質は多く含まれています。

最近の研究も、とくに高齢になってからは、動物性のタンパク質を減らし、植物性のタンパク質に変えたほうが病気になりにくいことが証明されています。それは主に、長寿遺伝子の「ｍＴＯＲ」と呼ばれるものの働きと関係します。

ｍＴＯＲは、細胞の成長や増殖などをもたらし、若いときには活性化することで、多くの恩恵を体に与えます。しかし年をとったら、このｍＴＯＲが異常な細胞増殖を起こし、場合によっては「がん化」することも出てくるのです。

どうしてこんな異常が起こるのかといえば、赤身の肉に多く含まれる、「ロイシン」のようなアミノ酸の影響とされます。

若いころは、このロイシンがｍＴＯＲを活性化させるのですが、高齢になるとロイシンが体の中で余ってしまい、これが蓄積することで、ｍＴＯＲに異常を引き起こすというわけです。

このロイシンは赤身の肉のほかに、チーズなどの乳製品にも含まれています。また、魚でもニシンなどには多く含まれますし、鰹節や煮干しなど、出汁の材料になる魚介類にも含まれます（摂取する量は限られていますが）。

一方で植物性タンパク質には、このようなアミノ酸は、さほど多く含まれていません。ですから**赤肉を減らし、大豆やナッツ類に切り替えること**は必須なのです。

一日1、2個、卵を食べる

卵もタンパク質を多く含む食品です。かつては、コレステロールが多いと誤解され、「動脈硬化を起こしやすいから」と多食を避けられていた食べ物でもあります。

しかし、現在では、卵を食べてもコレステロール値に変化はないことがわかっています。私たちのチームでも研究したのですが、卵を摂取しても血中のコレステロール値は上がらず、心筋梗塞の頻度も上がりませんでした。

先のロイシンについても、卵に含まれている程度の量は問題なく、逆に卵は、タンパク質のほかに天然の脂肪や、ビタミン、ミネラルの宝庫でもあるので、高齢者にはぜひ食べてほしい優秀な食材です。

ただ、卵はカロリーが高いので一日に3個以上を食べるのは避けましょう。私も朝食にスクランブルエッグをパンにはさんで食べるようにしていますが、夕食で食べることはめったにありません。卵は一日2個までにしておけばいいでしょう。

「新鮮さ」にこだわる

高齢者とされる年齢、つまり65歳以上になったら、冷蔵庫に長く置かれた食材だとか、消費期限や賞味期限の切れたものは食べないようにすべきです。

消費期限内であっても、長期間保存できる食品の摂取は、控えたほうがいいでしょう。たとえば缶詰なども、「サバ缶」のように、いくら健康にいいとされるものであっても、年をとったら、できるだけ避けたほうがいいと私は考えます。

私たちは本来、とれたての新鮮で自然な食材を食べるようにプログラムされている生き物です。加工された食品が有毒というわけではありませんが、とったばかりの野菜や果物、魚市場から仕入れたばかりの魚のほうが、栄養素を効率よく、より早く吸収するのに適しています。

若いころであれば、体に十分な抵抗力がありますから、多少期限切れであったり、添加物などの健康に悪影響を及ぼす成分が使われていたりしても、体が排出できるでしょう。ただ、年をとるにつれて、そうした毒素を取り除く能力は衰えていき、悪い成分に負けてしまいがちです。

ですから、どの食品もできるだけ新鮮で低農薬、そして加熱調理などの加工もされていない食品を選ぶようにしてください。

私自身も食事の際は、かなり大量のサラダを食べるようにしています。

そのほかには牧草で育てられた牛、豚の肉、天然の魚、新鮮な野菜、生のナッツ、添加物を加えていないナッツバター、豆類、果物などが私のお気に入りメニューです。サラダではいも類やかぼちゃなどの炭水化物を多く含む食材は控えています。

食べる量がさほど多くなくなった分、食材の質にこだわったほうがいいのです。そのほうが、味もずっと美味しく満足度も高まりますよ。

甘いものは最低限に

私は長い間、砂糖の擁護者でした。砂糖はブドウ糖と果糖からなり、食べれば結局はブドウ糖になります。適正な量をとっているかぎりは、太るはずがないし、糖尿病になるはずもない。だから、「健康にも害はないはずだ！」という主張だったのです。この理屈は、決して間違っていません。

しかし統計上で見れば、明らかに問題は生じています。多くの国や地域の人たちの健康状態や寿命を調べた結果、砂糖の摂取量の多い国や地域の人たちには肥満が多く、糖尿病や心筋梗塞などの生活習慣病の罹患率も高くなっているのです。

砂糖には人を太らせる物質も、人を糖尿病にする物質も含まれていないのに、どうしてそんなことが起こるのか？

理由は簡単で、砂糖は必ず「とりすぎる」という事実があるからです。

つまり、食べれば食べるほど、「もっと食べたい」という欲求が起こり、多くの人がそれに負けてしまうのです。お菓子やケーキなどの甘い誘惑を考えれば、それもうなずけるでしょう。

人間は、何かを食べていないと、「面白くない」と感じてしまいがちです。そのようなときの甘いものは、絶好の誘惑対象になります。

かといって完全に甘いものを禁止すれば、それこそ人生がつまらなくなってしまうでしょう。だから適度に自分にご褒美をあげるのは賛成です。そして、**白砂糖を避けるなら、黒糖や三温糖、きび糖、てんさい糖など、未精製の砂糖を選びましょう。**ミネラルなどを豊富に補給できます。

緑茶を飲む

「コーヒーを飲む人は、健康で長寿だ」という研究結果があります。確かに、コーヒーの香りや抽出成分には気分を穏やかにし、一緒に飲む人との会話を増やし、人間関係をよくするという、素敵な効果もあり、総合的に健康にはいいようです。

しかし直接的な健康への効果を比べると、緑茶のほうがコーヒーよりはるかに勝ります。ビタミンCの作用もあるうえに、ポリフェノールの一種である茶カテキンは長寿遺伝子を活性化し、炎症を防ぎ、免疫系を活性化する作用が認められています。

国立長寿医療研究センターは、高齢者が緑茶やコーヒー、紅茶などの嗜好飲料を普段どの程度飲んでいるかを聞き取り調査しています。

それによると、60歳以上1305人の12年間のデータを検証した結果、緑茶の摂取が一日1杯未満のグループに比べ、**一日に2、3杯、あるいは4杯以上の緑茶を飲むグループでは、認知機能の低下リスクが約30％低下**しているとのことです。

一方、別の調査においては、「コーヒーと認知機能に明確な関連性はない」という結果も出ています。ただ、60歳以上の地域住民では、コーヒーをほとんど飲まない人が約4割を占めていました。緑茶のように、コーヒーを一日4杯以上飲む人が非常に少なかったため、コーヒーを飲む人と飲まない人での比較が十分に行なえなかった可能性もあります。

コーヒーにもお茶にも、カフェインが含まれています。カフェインが睡眠に影響を与えない体質であれば問題ないのですが、カフェインに敏感な体質の方は、眠る7時間前からは摂取しないほうが無難でしょう。

サプリメントにも賢く頼ってみる

最近は、数えきれないくらい多くの種類のサプリメントが販売されています。もっとも用いられているのが、総合ビタミン剤（マルチビタミン剤）でしょう。

サプリメントの効果について尋ねられたら、私は**「自分の体に支障がなければ摂取すればいいでしょう」**と答えています。

品質検査をクリアしたクオリティーの高いサプリメントを、定められた用法・用量で摂取するかぎり、体に悪いという話は聞きません。高齢の方には、「いままでサプリメントなんて、まったく用いたこともなかった」という方もいるでしょう。

かつてサプリメントは、現在のようにコンビニなどで手軽に買える代物ではありませんでした。よほどの健康マニアか、ダイエットをしている方やアスリートでないと、必要性もほとんど感じなかったかもしれません。

でも、年をとればとるほど、料理がおっくうになり、しっかり食べたとしても、栄養素を体が消化吸収できる率も下がることも事実なのです。自分の体の機能の状態を考え、足りない栄養素をサプリメントで補う行為は、決して間違っていません。

そこで、長寿を実現するために「とったほうがいい」とされる、最近注目のサプリメントをご紹介しましょう。

①ビタミンD

昨今、盛んに議論されているビタミンDは、代謝を促進し、免疫機能を高めます。日光浴などにより骨を丈夫にする効果をもたらす物質です。

ビタミンDが不足すると、ある種のがんを発症させるといわれます。もし心配なら、医師に血中のビタミンDの値を測定してもらい、低ければ、サプリメントで補うようにすればいいでしょう。

ビタミンDは脂溶性ビタミンなので、摂取するときは、肉、魚、ナッツバター、全脂肪ヨーグルトなど、良質の脂肪と一緒にとってください。吸収率が高まります。

②クルクミン

クルクミンはウコンの根から抽出される物質で、体が炎症と戦う際に痛みを和らげ、倦怠感をなくし、また、認知機能を高めるとされます。さらに長寿機能を促進させ、がん細胞の進行を抑える作用があるとされます。

③ケルセチン

ケルセチンは植物色素からできる物質で、ベリー、さくらんぼ、りんご、たまねぎ、ブロッコリーなどに含まれています。体内の炎症を抑える作用や抗酸化作用があり、老化に伴う病気から身を守り、また、がんの進行を抑え、さらに心臓の働きを高めるとされます。ただ、ケルセチンは吸収されにくいので、ビタミンCと一緒に摂取してください。

④α《アルファ》リポ酸

αリポ酸は、抗炎症作用、抗酸化作用があり、血糖値を低めにしたり、コラーゲンを保護したり、神経系を健全にしたりする作用があります。私たちの体でもつくられ、また内臓肉、ブロッコリー、ほうれんそうなどにも含まれていますが、食材だけでとることは難しいので、サプリメントも有効でしょう。

⑤ レスベラトロール

レスベラトロールは、強烈な抗酸化作用を持つポリフェノールであり、抗炎症作用によって神経系を保護し、がんを予防するとされます。さらに長寿遺伝子の一つである「サーチュイン」を活性化します。このサーチュインは、がんの発症も抑制します。レスベラトロール自体は赤ワインやぶどうの皮、りんごの皮、ざくろ、ベリー系などに含まれていますが、それだけでは必要量に足りませんので、サプリメントで補います。

⑥ ニコチンアミドリボシド

ニコチンアミドリボシドは、ビタミンB_3の一種です。エネルギーの産生や細胞機能を円滑にしますが、年齢とともに減少します。この物質は、先のケルセチンやレスベラトロールと一緒に服用することが多いようです。

⑦ コエンザイムQ10《キューテン》（Co《コー》Q10）

コエンザイムQ10は、あらゆる細胞、組織、器官でエネルギーを発生させ、細胞の働きを健全にし、心血管系の機能を高めます。**いわゆる悪玉コレステロールの数値が高い人にとって、コエンザイムQ10の摂取は不可欠**とされます。

しかし、加齢とともに減っていきますので必要量を保つために、年をとったらコエンザイムQ10を絶えず補給していかなければなりません。コエンザイムQ10は内臓肉に多く含まれ、さば、にしん、ごま、くるみ、ほうれんそう、ブロッコリーなどにも含まれます。

サプリメントは内容表示を見れば、どんな栄養素が含まれているかがわかります。ここまでに紹介した栄養素が2、3種類含まれたサプリメントもありますので、選ぶ際の参考にしてください。

第4章

運動は「これ」以上、やらなくていい！

——細胞が元気になる刺激、老ける刺激

みんな誤解している、若さを保つ運動の量

運動することで得られる、若々しさを保つアンチエイジング効果は、あらゆるメディアで喧伝《けんでん》されています。だから毎日のようにウォーキングやジョギングに励み、ジムへ通い、眠る前にはストレッチをして……という方もいらっしゃるでしょう。

ただ、間違ってはいけないのは、年をとってから運動をすることの意味です。

年齢を増すごとに、私たちの体内では、骨、筋肉、腱、筋膜、関節など、各部位の劣化が起こってきます。それを食い止めるには、各組織に、深刻なダメージにならない程度の「小さな刺激」（軽いストレス）を与えて細胞を目覚めさせ、新陳代謝を促す必要があります。

逆にいうと、若々しくあるための運動は、「小さな刺激を与えること」がすべてであり、それ以上でもそれ以下でもない、ということ。そこを見誤って強すぎる刺激を与えてしまうと、運動はむしろ、老化を進める「害」になります。

それじゃ得るより、失うほうが多いかも

たとえばテレビ番組では、若さ自慢の60代、70代のタレントや歌手が、ジムでストレッチをしたり、バーベルを上げたりして、体を鍛えていることを明かしたり、なかには、スーツの下には隆々とした筋肉があることがわかるほどの方もいます。

でも、彼らは若々しい肉体を資本にしてお金を稼ぐことを仕事にしており、そうせざるを得ない事情にある方々です（筋トレが趣味の人もいますが）。

肉体を酷使する職業ではないデスクワーカー、そして現役を退いている方は、過剰なストレスをかけてまで強靭な肉体をつくる必要はありません。やはり、過剰なトレーニングは、体に負担をかけるからです。

80歳を過ぎても、シビアなトレーニングをして現役を続ける人の多くは運動中の骨折、運動後の脳出血、激しい関節痛などで挫折を余儀なくされているようです。

若いころからスポーツ好きで、とりわけ、60歳を過ぎてもスキーやテニスに興じ、

あるいはマラソン大会出場を目標にして毎日ジョギングをしている人たちの、健康への意識の高さは非常にけっこうなのですが、私が知るかぎり、そのように体を素早く動かしたり、スピードを競う運動を楽しんだりしている人には、80歳を過ぎてから病気に苦しんでいる人が多いのです。

　肉体への痛みに加え、今まで自慢にしていた肉体が思うように動かなくなることから、自信喪失してしまうことも、その苦しみの原因になるようです。無理や苦痛がなく、楽しく運動ができているのであれば、続けても、なんら問題はありません。

　ただ、知っておいてほしいのは、私のように**人生でスポーツらしいことをほとんどしてこなくても、90歳近くまで特別な病気もせずに、気ラクに生きている人間だっているということ**。ズボラな方であれば、こんな私のような基準に合わせたほうが、よっぽどラクで快適ではないでしょうか？

　体を動かせば、陰鬱な気分を撥《は》ね飛ばし、活力がみなぎります。体内環境を良好にしていい睡眠をもたらし、疲労回復を早め、慢性疾患から自分を守るなど、たくさんのメリットが得られます。しかし、これらを得るために筋肉量を増やす必要はないのです。日常生活に支障なく体を動かせる程度の筋肉量を維持する運動でそうした効果を得ることはできます。普通の筋肉量の人が、軽度の運動習慣を持続するだけで、十分に間に合うでしょう。

「運動する習慣」以前に、「ケガを防ぐ習慣」をつくる

私がことさら、高齢者に無理な運動を勧めないのは、何よりもケガをすることを心配するからです。筋トレがブームの昨今は無視されがちなのですが、高齢になると、運動によって得られるメリットよりも、運動でケガをするリスクのほうが、はるかに大きいと思っています。

とくに意識する必要があるのは、「年をとると回復力が弱まる」という現実です。若いころの感覚で「すぐ治る」と思っていたのが、気づくと痛みが1週間を超えて続いたり、しばらくベッドで寝たきりになったりするようなことが増えます。

そうやってほとんど体を動かさない日々が続くと、その間に、せっかく今まで鍛

えて増やしてきた筋肉がすっかり削げ落ちて、鍛えていなかったころよりも減ってしまう、という本末転倒のようなことだって起きるのです。

そして、いくらケガが治っても、元の身体能力を取り戻すには、寝込んでいた期間の数倍の時間がかかりますし、それなりの費用のかかるリハビリが必要なこともあります。

65歳を過ぎたら、誰もが若いころよりも、視力や聴力、反射能力などが衰え、ちょっとした突起でつまずいたりする体になっています。階段を下りきったと思って足を踏み出したら、もう1段あって転んでしまった……なんてことは、いつ起こっても不思議ではないくらいリスクの高い体になっています。

そこへ、さらに運動というリスクを加えることは無謀とさえ思えるのです。

動く前に、このひと工夫で安全を確保！

いくら「自分はまだ大丈夫」「自分はまだ若い」と思っていても、肉体を限界まで追い込もうとするような運動は危険です。回復能力の衰えは、65歳どころか40歳を過ぎれば始まっているのです。決して、世間一般でいう高齢者のみに当てはまる問題ではないのです。

ですので、脅すわけではありませんが、運動好きな人ほど、そのリスクについてもちゃんと認識しておいてほしいのです。

もし、自分の運動方法やトレーニングメニューに、ケガをするようなものがあるならば、すぐにそれをやめるべきでしょう。

たとえば、毎日ウォーキングをしているけれど、長い階段のところで躓《つまず》きそうになったのであれば、**その階段を通らないようにすればいい**だけです。

あるいは、夕方以降は暗くて危険なのでジョギングを避ける、どうしても車の往来が激しいコースを走らざるを得ないのなら、いっそ室内用のランニングマシンを購入して、毎日、家の中で30分走るなど。交通事故の危険性だけでなく治安の面からも、そうする価値は十分にあるでしょう。あえて危険を冒す必要はないのです。

さらに年をとると、筋肉も筋膜も関節も固くなっていきます。ですから運動を始める前には、今までよりもストレッチなどの準備体操は入念に行ないましょう。運動するにも備えが大事であり、〝老化の運命〟を分ける要素になってきます。

「筋肉をつけるため」でなく、「失わないため」にする

では、ケガのリスクを知ったうえでどんな運動をすれば若々しくいられるのでしょうか？

まずは、中高年が運動する際の**目標設定**のアップデートが必要です。

結論から言うと、中高年の**「目標は、筋肉量を落とさないため」**に尽きます。

これまでは「筋肉量を増やすため」にしていたのを、「今ある筋肉量を維持するため」に改めます。

40歳を超えると、筋肉量は毎年1％ずつ減少していきます。すると70歳になったとき、筋肉量は若いときの半分ほどにまで減ってしまうのです。これが「サルコペニア」（加齢性筋肉減弱現象）と呼ばれる老化現象です。

この「サルコペニア」に抗するために、落ちる筋肉量を補うだけの筋肉を新たにつくっていくのが、40歳を超えてからの運動をする目標とします。

「40歳を超えてから」としましたが、実のところ50歳代後半までは、まだ、筋肉の組織は早くつくられるので、サルコペニアについてはさほど気にする必要はないとされます。体調管理をしっかり行ない、適度の運動を続けていれば大丈夫です。

しかし60歳以上になると、とたんに筋肉はつきにくくなります。ですから、食事メニューに含まれるタンパク質の量を減らさない工夫をするとともに、足の屈伸や腕立て伏せのような自重運動、つまり自分の体重を負荷にして行なう運動をすることが必要になります。

では、「適度の運動量」とは、いったいどのくらいが目安なのでしょうか？

厚生労働省が『健康づくりのための身体活動・運動ガイド』（２０２３年）で推奨しているのは「毎日40分以上の身体活動」と「毎日６０００歩以上」の歩行です。

一見、大変そうですが、すでに私たちは65歳以上の男性で平均５３９６歩、女性で平均４６５６歩の歩行をしています。ですから、これに20～30分の散歩を加えれば、すぐに目標はクリアできます。

歩くのが困難な人も、ストレッチなどで体を動かす時間をつくり、じっとしている時間を短くするだけでOKなのです。

細胞が元気になる、一番いい有酸素運動は?

もう一つ、認識をアップデートしてほしいのは、「筋トレ(無酸素運動)をすれば、有酸素運動をしなくてもいい」というわけではない点です。

有酸素運動とは、ストレッチや筋トレのような、1回、2回と数えられる短時間の運動でなく、何分間かにわたって走ったり、泳いだり、自転車を漕いだりする、比較的長時間続ける運動の総称です。

有酸素運度は、筋肉量を増やすほか、血流を促し、細胞内のミトコンドリアの量を増やして細胞に酸素を運びやすくする効果があります。

ただ、激しすぎる有酸素運動をすれば、呼吸量が増大し、活性酸素が生まれて細胞の老化が促されることがあります。

しかし、適度な有酸素運動は、この活性酸素を除去するシステムを促進し、むしろ体を若返らせます。これに加え、最近の研究では、有酸素運動が「長寿遺伝子」を活性化させると言われるようになりました。長寿遺伝子については38ページでも述べましたが、私たちが体内に持っている若々しさを保つ能力を発動させる遺伝子の総称です。それはさまざまな条件で発動するのですが、有酸素運動もその一つになり得るのです。ですから厚労省もＷＨＯ（世界保健機構）も、「何もしないより、少しでも身体的活動をしたほうが健康のためにいい」ということで、高齢者に有酸素運動を勧めています。

ケガするリスクのない有酸素運動は何か？

有酸素運動のなかでも多くの人が実践しているのが、ランニングやジョギングですが、すでに述べたように、スピードが必要な運動は、ケガをするリスクが高まります。ですから、走らずに、「歩く」ことで十分でしょう。最近の道路は、車やバイク、自転車に加え、電動キックボードなどというものまで走っていますから、スピードを上げてランニングをしていれば危険が高まるばかりです。冷静に判断して賢くいきましょう。

「歩く」というと、多くの人が想像するのは、「ウォーキング」でしょう。背筋を伸ばし、腕を振って普段より速いスピード、かつ大股で歩けば、これも相当の運動量になります。ですが、スピード面からいって早歩きもケガをするリスクはジョギングやランニングとさほど変わりません。ですから65歳を過ぎたら、「散歩」くらいが、ちょうどいいと思うのです。

私の場合、以前はマンションの階段の「上り下り」を繰り返していたのですが、最近は気持ちがいいので、一日でトータル2時間くらい、近くの神社への参拝を兼ねた散歩をすることが増えています。

私は東京の墨田区に住んでおり、近所には神社や仏閣が多くありますから、本所のお稲荷様を参拝したり、横網町《よこあみちょう》公園の東京都慰霊堂近辺を散歩したりと、隅田川を挟んで歩き回るうちに、あっという間に2時間を超えてしまいます。私の場合は楽しんでいるうちにそのくらい経過してしまうだけであり、健康維持が目的ならば、そんなに長く歩く必要もなく、1時間で十分でしょう。要は「自分のお気に入りのコース」を楽しく歩いて、ときに寄り道なども楽しめばいいのです。

好奇心の赴くままに歩けば、運動になるほか、いい気晴らしにもなりますから、実践すれば、まさに最高の習慣になるでしょう。

これは朗報！　こんな動作も「運動」になる

「運動」というと、走ったり飛び跳ねたり持ち上げたりと、本格的にやればスポーツにもなる激しく大胆な動きをする行為を想像しがちです。

でも、脳や若返りにいい運動とは、手足をブンブン振り回すような大きな動きばかりではありません。小さく繊細な動きも、筋肉や神経と脳のつながりを最適に保つうえで必要なのです。この小さな運動にこそ、私たちはもっと関心を向けるべきでしょう。「繊細さを伴う小さな動き」は、それこそあげればキリがないほど、たくさんのことが当てはまります。

ガーデニング、料理、洗濯物を干す作業、楽器の演奏、掃除、器具の修理……などなど。しかも、どれもけっこう足腰も使うのですよ。

私はマンションのルーフバルコニーに、草花や木を植えています。日々の水やりや剪定《せんてい》や雑草取りなどに気をつかっており、これが指先の動きの鍛錬としても、精神衛生にもいいと感じています。

また料理も、妻を亡くしてからは現在まで、全部自分でつくっています。食料の買い出しにはじまり、細かく切ったり皮をむいたり、食後の片づけも自分でしており、日常の楽しみにもなっています。医学的な知識を生かして、考案したメニューは書籍内で紹介することもできますから、まさに一石二鳥の実利を兼ねた趣味になっているわけです。

さらに、無心で掃除をすることも、心を癒やす大きな効果があります。拭き掃除などの反復運動は、脳内に「幸せホルモン」の異名を持つセロトニンを放出させます。また、部屋がきれいになれば、自己肯定感も高まります。

掃除による心理的効果は、禅の修行でも認められていますね。「作務《さむ》」といって、ひたすらお坊さんがお寺をきれいに掃除していますが、どうしたら効率よく塵《ちり》が取れるかなどを考えながら体を動かすことは、修行と心身の健康維持と、衛生管理という実益を兼ねた一石三鳥の習慣でしょう。

さらに「運動」は、必ずしも手や足を動かすことばかりではないことも覚えておいてください。体は動かしていないのに、意外と筋肉を使っている――そんな人間の活動に、たとえば「声を出すこと」があります。

声を出すと、それなりのエネルギーが消費されますし、それ以上に腹筋や胸筋の筋膜が緊張したり緩んだりするので、筋肉の硬化を防ぐ効果も期待できます。とくに腹筋や胸筋は体の中心にある筋膜ですから、ここを緩めると年寄りじみた動きがなくなり、若々しい印象を与えるようになります。

ということは、散歩をしたりストレッチをしたりするだけでなく、カラオケで歌うことだって十分に体にいいのです。私はなかなかカラオケに行く機会がありませんが、現在は大声で読経をしています。これだって若返りの特効薬になるでしょう。

試す価値のある心地いいこと

そのほかのおすすめの運動や筋肉強化法について、試す価値のあるものをいくつか述べておきましょう。

① 世界から注目を集めている「ヨガ」

今、世界の医学界がアンチエイジング法として大注目しているのが「ヨガ」です。よく紹介されるのは、「老化による筋肉の硬化を防いでくれる方法」としてであり、日本以上に海外でブームになりつつあるようです。

ただ、ヨガにも初心者向けから高度な技術を要求するポーズまでさまざまな難易度と、バリエーションがあり、本格的にやるとなったら、それなりの練習をして習得する必要があります。地域の体験教室などもありますから、いろいろなレベルのものを試して自分にあったヨガを見つけましょう。

②脚だけ逆立ち

「ヨガ」でも実践されていますが、両手と頭を地面につけて3点で体を支える逆立ちの効能が、今、医学会でも唱えられています。

逆立ちをすると、普段あまり経験しない刺激を体に与えることで、リンパの流れも刺激されてよくなり、精神力が高まるともいわれています。

また、逆立ちは、いつもは血流が少ない部分にまで血液が行く効果があります。とくに脳に送られる血液量が増すことで、体が活性化するのは確かでしょう。

ただし、逆立ちは一人でやって、ひっくり返ったら大ケガのもととなりかねません。必ず指導者の管理のもとで行なってください。

実際、血流の面からだけなら、壁際で仰向けに床の上に寝転び、お尻を上に上げ、足を壁につけて心臓より高い位置にする体勢になることだけで、安全を確保したうえで、同じ効果が十分に得られます。名づけて「脚だけ逆立ち」。頭より高いところに足をつけて、そのままゆっくり5つ数えて元の状態に戻ります。

左ページのイラストを参考にしながら、決して無理をせずに、簡単にできることから、徐々に試していってください。

③ 普段の姿勢とくせのチェック

私たちの体の使い方にはくせがあり、長い年月、その使い方の差が積み重なって、体の一部に、ゆがみやねじれが生じているものです。

右利きであれば、左腕より腕が太いでしょうし、いつも右側で食べ物を噛むくせのある人は、顎《あご》や顔のエラも右側のほうが発達しているものです。前かがみの姿勢ばかりとってきた人は、腰椎《ようつい》がすり減り、腰痛持ちになるでしょう。

そうした体の使い方のくせは、繰り返し行なう運動においても発生します。ラケットやクラブを右手でばかり使っている、いつも左足で踏み込む、同じ方向にばかり体をひねる——こうした動作を繰り返すことで体にしみついたくせが、正常な動きをするのに必要な筋肉や関節の動きに影響を与えますので、修正するに越したこ

脚だけ逆立ち

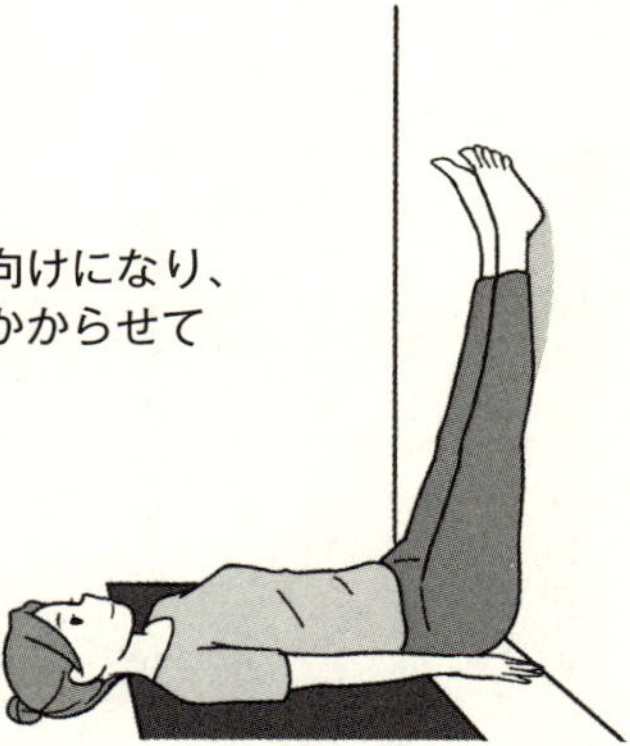
壁の近くで仰向けになり、
壁に足を寄りかからせて
高く上げる

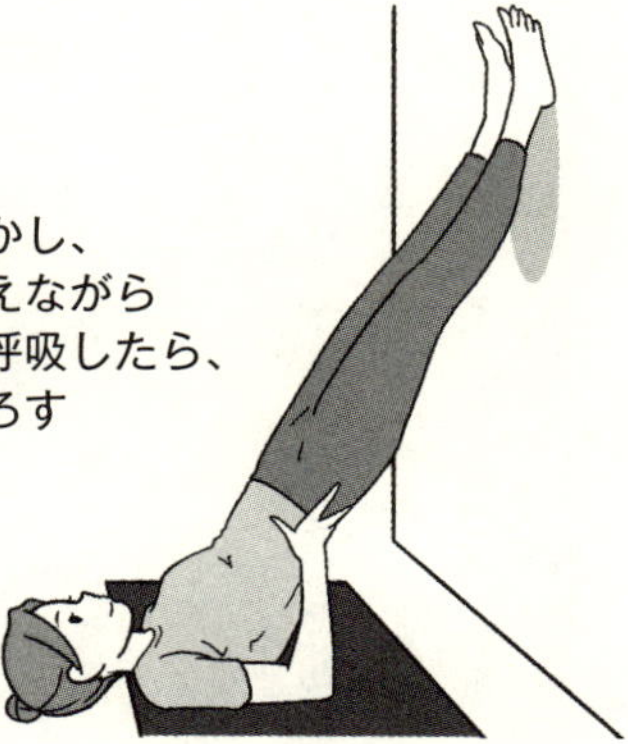
腰を床から浮かし、
両手で腰を支えながら
ゆっくり数回呼吸したら、
静かに腰を下ろす

とはありません。ですが、「なくて七くせ」というように、自分のくせには気づきにくいもの。長年のくせを発見するには整体院や接骨院などに行き、専門のインストラクターにチェックしてもらうといいでしょう。姿勢の矯正《きょうせい》も、自己流で間違ったやり方をすれば、ますます状態は悪化し、大ケガをするもとともなります。ですから必ず、専門家の意見を仰ぎましょう。

④サウナ&マッサージで体を柔らかくする

筋膜とは、筋肉をラップのように包んでいる薄い膜です。

筋肉と同様に、年をとるにつれて筋膜も硬くなっていきます。硬くなった筋膜が病気を引き起こす直接的な原因になることはありませんが、動作がぎこちなくなったり、ケガをしやすくなったり、年寄りじみた雰囲気になってしまったりするのも事実です。ならば筋膜を柔らかくするには、どうしたらいいのでしょうか？

一つは専用の器具「筋膜ローラー」で伸ばす方法があります。筋膜ローラーは、安価なものなら2000円程度で市販されています。もっと簡単なのは、サウナに入ったあとでマッサージ師によるマッサージを受けることでしょう。また、ぬるめの風呂に入り、湯船の中でストレッチをすることも、筋膜の硬化を防ぎます。

痛みがあれば、運動より治療を優先

以上、若々しさを保つための運動について説明してきましたが、大切なのは決して無理をしないこと。たとえば、体に痛みがあるときは運動は避け、痛みをなくすためにどう対処するか、その方法を見つけることに集中するのが大切です。

痛みというのは、決して放っておいてはいけないのです。

というのも、痛みがあれば、私たちはその部分をかばって生活するようになります。すると健康な部分にも負荷がかかり、今度はそこに不具合や痛みが出るようになるからです。

そんなふうに痛む部位をかばっているうちに、取り返しがつかないくらい、体は正常な動きを失っていきます。まっすぐ立っているつもりでも背筋が曲がっていたり、膝の痛みをかばううちに、腰を痛めたりしてしまうのです。

ですから、早いうちに医師に相談し、痛みの原因を探り、治療してもらいましょう。**運動は、痛みが完治してから思う存分、習慣づければいい**のです。

私の知り合いには医師が多いので、どこか痛いところがある場合は、すぐに相談する習慣ができています。知り合いのなかに専門家が見つからないと、インターネットで近くの専門医や開業医を探すこともあります。

医者にとってこれは当然のことなのですが、一般の方には、面倒くさがる方が多いことは承知しています。ドラッグストアで湿布薬や飲み薬を買って対症療法ですませ、そのまま放置してしまう人も多いでしょう。あるいは、深刻な病気かもしれないと、恐れて受診しないケースもあります。

しかし、それでは手遅れになることも多いのです。

いずれにしても受診は早ければ早いほど、また開始時期が若ければ若いほど、痛みや病気の治りが早い、ということをぜひ覚えておいてください。

第5章

「いい睡眠」こそ、若さを保つ最高の妙薬

——眠りも年齢とともに、こんなに変わる!

年をとると、なぜ夜になっても眠れない？

若いときは誰でも、夜になれば当然のように眠くなるものです。「布団に入ったらバタンキュー」だった若き日の記憶をお持ちの方も多いのではないでしょうか。

夜にかぎらず、午後の授業中に眠くなり、つい机に突っ伏して眠ってしまって先生に叱られた経験のある方もいるかもしれません。

ところが不思議なことに、年をとるにつれて「眠い」という感覚が薄れてくるのです。夜、ベッドで横になっても、なぜか目が冴えてくる感じさえします。

「このままでは、朝まで眠れないのではないか」

そんな焦りから、不安が増していき、ますます眠れなくなります。毎晩、そんな辛い思いをしたくないし、放っておけば、不眠がきっかけでうつ病になってしまうこともあり得ます。

だから高齢になると、多くの人が入眠剤を用いるのです。今、入眠剤の需要はますます高まっているようですが、はたしてその対策は正しいことなのでしょうか？睡眠薬の必要性については、のちに触れますが、基本、私は推奨してはいません。

そもそも私たちは、なぜ眠るのでしょうか？

「眠る」という習性があるのは、人間だけではありません。眠りの定義を広くとらえれば、「生きとし生けるものはすべて眠る」と言っても過言ではないでしょう。

たとえば「草木も眠る丑三《うしみ》つ時」という言葉がありますが、実際に、植物も眠ります。木の葉の表面には電流が流れています。これが夜と昼では異なる流れ方をしており、真夜中は電気活動が弱い。そのとき草木は眠っているのだ、と主張する研究者もいるのです。

では、動物はどうでしょうか？　昆虫類、魚類、カエルなどの両生類、ヘビなどの爬虫類は、一日のうちに、じっと動かなかったり、行動がゆっくりになったりする時間帯があります。あるいはゴキブリに24時間光を当てて刺激し続けていると、動かなくなる時間が長くなることが知られています。この現象は、人間に睡眠不足が続いたあと、それを解消するために長く眠ることに似ています。ただ、魚類や両生類は脳波を見るかぎり、睡眠の脳波はないといわれます。

睡眠中に、脳波に変化が現れるのは、哺乳類や鳥です。鳥は警戒心が旺盛で、睡眠の合間にある一定時間、「警戒睡眠」という状態になることがわかっています。この警戒睡眠中、鳥は目を開け、脳波も起きているのと同じような状態になりますが、姿勢は眠っているときと同じです。

また、渡り鳥のなかには、片目だけをつぶって眠る鳥がいます。このときの脳波を調べると、目を開けているほうの脳は睡眠の脳波を示し、開いているほうの脳は、覚醒の脳波を示します。

眠らないと、どうなるのか？　何のために眠るのか？

では、あらためて動物はなぜ、眠るのでしょうか？

一つの可能性は、脳が活動するときに出る老廃物を取り除くため。

もう一つの可能性は、脳が活動する際に使った栄養素を補給するためです。

「可能性」としたのは、睡眠が生物にどのような効果をもたらしているのか、確かなことは、科学においていまだ判明していないからです。

ただ、睡眠が生き物に欠かせないものであることは、「眠らせないようにした動物がすべて死んでしまう」という研究結果から明らかに示されています。

現在は、倫理的にあり得ない実験ですが、20世紀のはじめごろ、フランスのアンリ・ピロリンは、犬を眠らせないようにしたらどうなるか断眠実験をしたのです。

すると、7日から10日の間に、実験の犬はすべて死んでしまいました。犬の脳に、特別な異常は見つかりませんでした。しかしほかの動物でも検証した結果、やはり眠らせないようにした動物はすべて死んでしまいました。

このことからも、眠りが多くの動物の生存に欠かせない活動であることは明らかです。

そして、人体による〝検証〟も、実は古くから行なわれています。

そもそも「断眠」は、歴史的に「拷問」の方法として用いられてきました。つまり、人は眠ることができない状態が長く続くと苦しくなり、また、意志が弱くなり、自白をさせやすくなることが知られていたのです。

昭和の時代のテレビドラマや映画などでは、警察署での取調べの際、朦朧《もうろう》となった容疑者が「眠らせてください！」と懇願する姿が描かれることもありました。もちろん、人権上、そんなことが許されるわけがありませんが、戦前は行なわれていたそうです。ナチスも、断眠を拷問の手法に取り入れていました。

科学的な意味での最初の「断眠実験」は、1898年に行なわれています。

3人の男性が90時間、眠らないようにさせられたところ、集中力がなくなり、さまざまなテストの点数が悪くなり、幻覚に襲われるようになります。ところが、実験終了後、彼らは12時間眠ると、すべての症状はなくなりました。

心配無用であると判明！「体を張った断眠実験」

1955年、ラジオ番組の司会者だったピーター・トリップという人物が生理学者と協力し、自らが被験者となる長時間「断眠の実験」をすることにしました。

彼はニューヨークのタイムズ・スクエアに立ち、のべつまくなし、不眠で話し続けます。トリップは200時間起きていたのですが、4日目ころから幻覚や妄想が出はじめ、次第にそれが激しくなりました。

このときの彼の脳波から、起きているにもかかわらず、ときどき2～3秒間続く睡眠波が測定されました。この現象は「マイクロスリープ（微小睡眠）」と名づけられ、この波の存在は、人間を完全に断眠させることは難しいことを示しています。

201時間の断眠を経験したトリップですが、実験を終えて、13時間眠ったあとは完全に回復し、幻覚などはまったくなくなりました。

また、ギネスブックに載っている断眠の世界記録保持者、英国のモーリン・ウェストン婦人は、1977年に449時間、つまり18日と17時間も眠らずにいました。彼女も幻覚を訴えましたが、その後10時間眠ると、完全に回復しています。

このことから、断眠によって体内から失われる物質や、逆に溜まる老廃物質があったとしても、約10時間の睡眠をとることで、脳の機能は回復すると考えられます。

そして最近の研究では、「私たちが眠っていると自覚していなくても、脳の一部はきちんと眠っている」ことがわかっています。

この「脳の一部が眠っている」状態のとき、脳に溜まった物質は分解されると考えられます。つまり、眠れない状態が続いていたとしても、私たちの脳内では「眠っている場合に行なわれる回復作業」が、ちゃんと行なわれているのです。

このことは、「眠れないこと」に悩む人にとって、朗報かもしれません。

寝不足で仕事の効率は上がる?

睡眠についてもっとも興味を持たれている問いは、「寝不足の日は、仕事や勉強の効率が悪くなるのではないか?」というものと、「自分は4時間くらい眠れば十分なのだが、もっと眠らないと体に悪いのだろうか」というものです。

つまり、「眠れないこと」や「睡眠時間が短いこと」が、日常の生活のパフォーマンスに与える影響を、みんな心配しているわけです。日常生活に支障をきたすようであれば、「健康を害すのではないか」とか、「病気の原因にもなるのではないか」という心配にもつながってくるでしょう。

そこで2003年に発表された、睡眠時間に関する研究結果を紹介しましょう。アメリカのカリフォルニア大学サンディエゴ校と日本の「対がん協会」が共同で行なったものです。

30～104歳の約110万人を対象に、睡眠時間によって、どれくらい死亡率が変わるのかを調べるため、年齢や食習慣、運動、病歴、喫煙歴などの要因も考慮し、6年間にわたる追跡調査を行ない、睡眠時間が健康にどれくらい関わっているかを検証しました。

8時間以上寝ると死亡率が高まる？

検証の結果、理想とされる一日8時間睡眠の人の死亡率は、なんと6～7時間の人よりも1割くらい高くなりました。さらに、8時間以上の人と5時間の人を比べると、8時間以上の人のほうが高い死亡率を示していたのです。

8時間以上の睡眠は、体に悪いのでしょうか？

この実験結果だけで安易に結論を出すのは危険であり、研究グループも「なぜ、長く眠る人たちの死亡率が高いのかわからない。6～7時間の睡眠で健康状態がよくなるのかどうか、これから研究したい」と述べています。

さらに、不眠で悩んだ経験のある人の死亡率を、不眠を経験したことのない人と比較したデータも紹介されています。その結果は、不眠の経験のある人の死亡率は、そうでない人とほとんど変わりなかったのです。

不眠で悩んだ人の多くは、実際の睡眠時間は当人たちが思うほど減ってはいませんでした。よって、不眠症だったわけでなく、多くはうつ状態であったと研究グループは指摘しています。ただ、睡眠薬を飲んでいる人の死亡率が高かったことは指摘されています。睡眠の不足よりも、薬のほうが健康に悪影響を及ぼすことは、データ上から確かなようです。

「睡眠時間の長さ」は、健康にさほど影響しない

日本での研究も紹介しましょう。１９９０年から97年にわたり、新潟大学が地方に住んでいる60～74歳までの４４０人の男性と６２５人の女性について、生活習慣と寿命の関係を調べました。

そして、**寿命を延ばす要因は、「一日7時間以上の睡眠」と「一日1時間以上の歩行」、そして「生きがいを持つこと」の3つ**であると報告したのです。

つまり、７時間くらいの睡眠がもっとも体によく、寿命を延ばすということ。８時間以上の場合はどうかという点を除けば、これはアメリカでの研究とも一致した結果といえます。

では、一日4～6時間の、短い睡眠の人は、どうしたらいいのでしょうか？　その場合も、あまり気にする必要はありません。実は「睡眠時間の短さが健康に悪影響をもたらした」とされた人は、仕事や家庭の事情で、もっと眠りたいけれども、

短時間の睡眠を余儀なくされた人たちだったのです。本来ならもっと長い睡眠時間が必要なのに、その時間がとれない自覚のある「慢性的な睡眠不足にあった人たち」ということです。ですから短い睡眠時間でも、本人が睡眠不足だと感じていなければ問題ありません。逆に、長い睡眠時間を必要とする人でも、それで日々の状態に問題がなければ、いいのです。

7時間以上の睡眠が健康を害することは、現在は証明されていません。実際、アインシュタイン博士などは、10時間の睡眠を習慣にしていたのです。

ただ、長時間眠っても寝足りないと感じているケースや、先に述べたように、抗うつ剤や睡眠薬を飲んでいるために長く眠っている場合は、必ずしも健康的な睡眠とはいえません。

こんな理由で、睡眠が浅くなるとは!?

年をとったら、睡眠をどのように考えていくべきなのか？　あらためて検証してみましょう。

人は年をとるほどに、睡眠時間が短くなり、眠りが浅くもなっていきます。

誰の眠りにも、ひと晩のうちに、「深い段階」と「浅い段階」があること、そしてその段階は、3段階あることをまず覚えておいてください。

第1段階では、ウトウトした状態です。このとき脳波は、ゆっくりした波形になります。一般的に人が目をつぶり、心を落ち着かせたときに出る脳波を「アルファ波」と呼びますが、睡眠第1段階の脳波は、これよりもゆっくりした波です。このとき体は眠った状態に陥っていますが、自分がどこにいるかは認識し、「背中に布団が当たっている」といったような自覚はありますので、「眠っているようで起きている」という感じです。よく「金縛り」といわれる状態は、第1段階の睡眠が長く続いてしまっている状態です。

第1段階から脳波がさらにゆっくり遅くなると、人は眠りに入ります。このときが第2段階です。第2段階は完全に眠っている状態であり、自分がどこにいるのか、布団や姿勢の状態などへの意識はありません。しかし眠りはまだ浅いので、電話の音などですぐに目が覚めてしまいます。

第3段階になると、さらに眠りが深くなります。脳波は2段階目よりも、もっとゆっくりになります。この眠りに入ると、ちょっとやそっとの物音では目覚めません。「目覚ましをかけておいても目が覚めなかった」という、若いころを懐かしく思い出す方もおられるでしょう。高齢になると、この「第3段階の眠り」に到達することが難しくなります。

第1段階と第2段階を行ったり来たりしているので、ちょっとした物音でも、すぐに目が覚めてしまいます。さらには、一度目が覚めてしまうと、そのあと寝つけないこともよくあります。すると、「健康に影響するのではないか」「このままどんどん体が衰弱するのではないか」と、非常に心配する人がいます。

専門家のなかには、「眠るにも体力が必要で、年をとると体力が落ちるから眠れないのだ」と述べる人がいますが、必ずしもそうとはかぎりません。

では、なぜなのでしょうか？

3段階に分かれる平均的な睡眠リズム

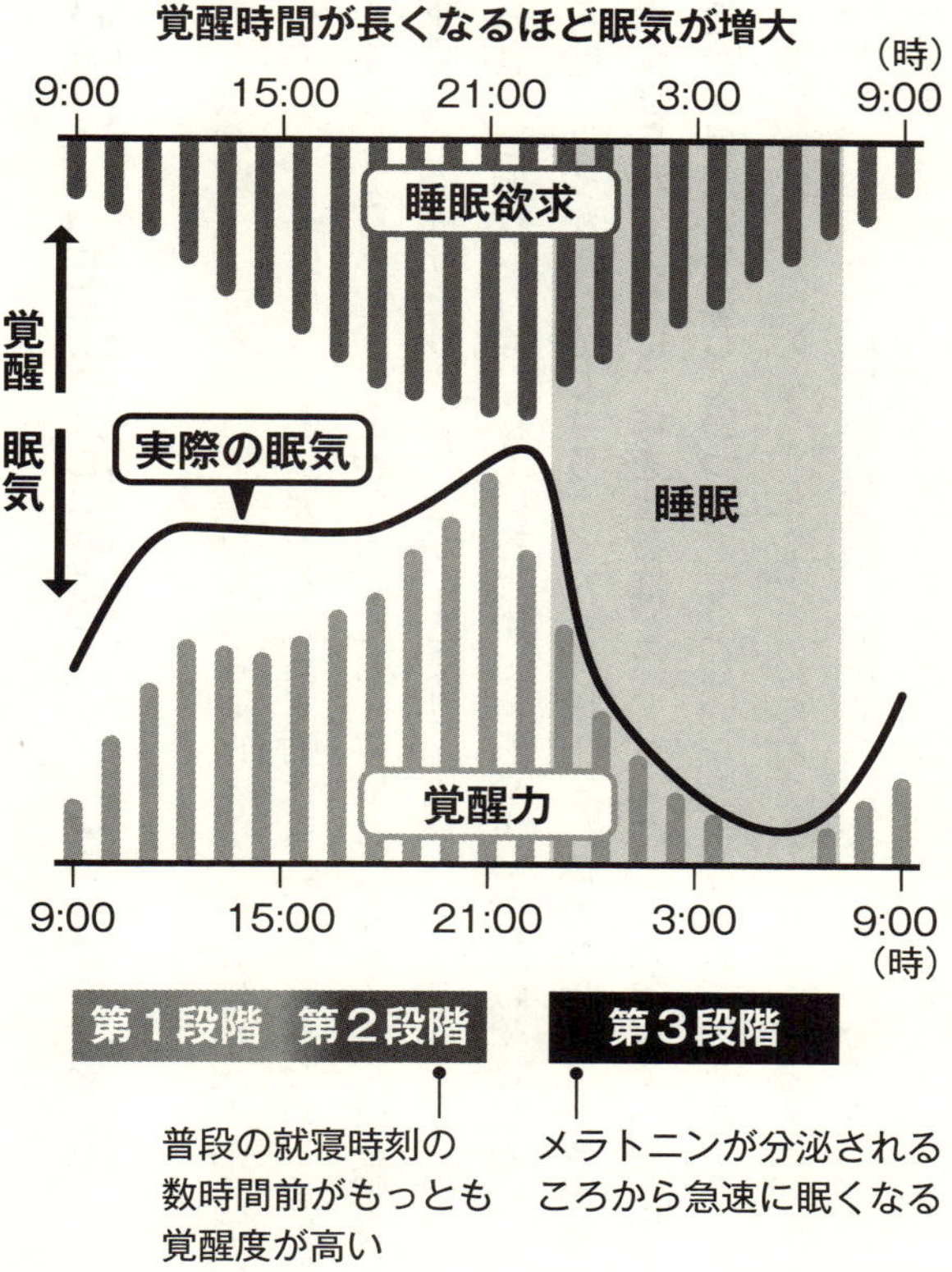

出典：厚労省 e-ヘルスネットを改変

浅い眠りが「生き残りに有利」な、もっともな理由

高齢者の眠りが浅くなるのは、実は「自己防衛本能」だという説を唱えている生物学者もいます。高齢になると瞬発力が衰えて動きも緩慢になるため、急に外敵に襲われるなどして身の危険が迫ったとしても、俊敏に反応してすぐに反撃をしかけたり、速く走って逃げたりすることができません。

人類の歴史を振り返れば、寝ている最中に自然災害や、外敵や野獣の侵入に見舞われる可能性は多かったでしょう。そんな環境下で、**体力が衰えて動きが遅くなっても生き延びられるように、年をとるほどに、ちょっとした物音でも目が覚めるという習性が、自然に発達していった**のではないかと推測されています。

もしもこの説が正しいのなら、年をとるにつれて眠りが浅くなるのは、至極自然なことであり、むしろ健康である証拠。心配する必要などまったくない、ということになります。

実際、高齢者の眠りが、「ゆさぶっても起きない」ほど深い場合は、かえって危険です。脳に異常がある疑いや脳梗塞になるリスク、認知症の兆しも考えられます。

「夜中にトイレで何度も目が覚める」人は……

「夜中に何度も、トイレのために起きてしまう」という方や、「一度起きると、そのあと眠れなくなってしまう」という方も多いと思います。眠れなければ不安だし、翌朝の体調が悪くなったり、疲れやすくなったりしているかもしれません。

睡眠障害と夜間頻尿は、どちらが先でそうなるのか明確ではありませんが、互いに関連し合っているそうです。先に述べたとおり、年をとれば睡眠が浅くなり、何度も起きることで体が覚醒しやすくなります。

すると膀胱の内圧が上昇し、尿意をもよおして、トイレに何度も行きたくなってしまう。そして多くなる夜間頻尿が、ますます睡眠障害をきたす悪循環になります。

ただ、何度もトイレのために起きることが睡眠障害をもたらすかどうかは、個人差があります。夜中に3回以上起きる人でも、その半数の人は「眠れないと悩んでいない」という調査もあります。

ですから安易に睡眠薬に頼るのではなく、まずは寝る1～2時間前から水分の摂取を控え、体が冷えないよう、とくに足を暖かくしましょう。そのほか、ベッドや枕など、快適に眠れる環境を整備して、生活リズムを改善することが重要でしょう。

いい眠りのために、体内時計を使いこなそう

眠りに就く時間を決めている、「体内時計」の話をしましょう。

私たちは普通、昼間は目が覚めていて、夜になったら眠くなります。それは単純に、「昼間は、明るいから」という理由ではありません。

その証拠に、日本に住んでいる人が、時差が12時間ほどあり、日本と昼夜が逆転しているアメリカのロサンゼルスに飛行機で移動したとしましょう。すると、ロスでは燦々《さんさん》と日が照っている昼間であっても、日本でいつも寝ている時間になると眠

くなり、夜になっても眠れない状態になります。このことから、私たちの体内には、正確に生活リズムを保っている時計のようなものがあると思えますね。

実は、この生物の体内にある時計の存在は、紀元前400年ごろの古代ギリシャ時代から知られていました。よく知られているのは植物が持っている時計で、たとえばヘリオトロープという植物は、昼間の太陽が出ているときだけ葉を開き、夜は閉じます。

1729年にフランスのド・マリアンという天文学者は、オジギソウを真っ暗な部屋におき、小さな穴から葉の開閉を調べました。するとオジギソウは真っ暗な中でも昼間の時間になると葉を開き、夜は閉じたといいます。光の刺激に関係なく開閉するリズムがあるということであり、暗い部屋での一日の周期は、22時間でした。

こうした生物の体内時計の働きは動物にも見られ、人間ももちろん、例外ではありません。

では、人間を太陽の光が当たらない、地下深くの部屋で生活するとどうなるのか？　この実験中は、雑誌でもなんでも、本人の希望する情報は、外界が夜になったときに与えますが、時間はわからないようにしておきます。すると当人は外界が昼なのか夜なのか知りようがないのに、夜になればきちんと眠りに落ち、朝になれば目が覚めたようです。

しかし地下で過ごした人の一日の周期は25時間になっていて、1時間のずれがあることも知られています。つまり、ある夜10時に寝ると、翌日は11時に寝る。さらにその翌日は12時と、1時間ずれていくのです。毎日1時間ずつずれると、12日経てば、外界が夜の7時になったときに当人は朝の7時の感覚で目が覚め、朝の10時には夜に10時の感覚で眠くなる……と、ちょうど昼夜が逆転することになります。さらに13日目以降もずれが続き、24日経つと、もとの朝7時に目覚める周期に戻ってきます。

困ったことに、人の体内時計は25時間周期。どうする?

この体内時計は、起床と就寝のほか、体のあらゆる機能のリズムも司《つかさど》っています。

つまり、体内時計が「朝」のときは、血圧が高く、副腎皮質《ふくじんひしつ》ホルモンの分泌が多く、体温は低め。体内時計が「午後」になると、血圧は下がり、体温が上がります。

そして「夕方」から「夜」にかけては、次第に体温が下がっていき、成長ホルモンが出されます。このように体内時計は体のすべての働きを支配していて、一日の周期で変化します。

私たちは毎日、体内時計によってこの周期を守っているのですが、地下にいれば、この体内のメカニズムも規則正しく一時間ずつずれていくわけです。

私たちの体内時計は、そもそも地球の一日のリズムと正確に合うように設計されているわけではないとなると、本来の一日25時間のままでいては、体のリズムと、一日のリズムはどんどんずれていってしまいます。

そこで毎日、時計を合わせる必要が生じてきます。

では、そのリセットはどうやって行なわれているのでしょうか?

体内時計は何によってリセットされるのか?

多くの人は、朝の6時ごろに強い光を浴びることによって、ずれた時計はリセットされています。興味深いのは、**光の刺激がなくても、外界の情報が耳に入ると、それだけで体内時計がそのとおりの時間にリセットされる**点です。

これは多くのボランティア被験者を、窓から外界の光がとれない大きな建物の部屋に入れ、外界との接触を断つという実験によって発見されました。

先の地下に閉じ込もった人たちのように、ビルの部屋にいる人は何でもでき、ほしいものは何でも手に入れられるのですが、時間だけは知らされません。

すると先に紹介したように、12日間で、昼と夜がちょうど逆転します。そのままだと夜の7時に朝の7時と認識して起床するようなスケジュールになるのですが、被験者には12日後、体内時計が夜の8時になっているときに、ラジオで「今朝の8時のニュースをお知らせします」という放送を聞いてもらったのです。

すると、体内時計がリセットされ、すぐに外界が朝8時のときに、本人の体内時計も朝8時と認識するようになりました。

たとえば日本に住んでいる人が、出張でロスアンゼルスに行くとき、時差ぼけを防ごうとして、日本にいるうちから夜起きて昼間に寝るよう事前準備をしていたとしても、ロスに到着した時点では、まだ日本時間の夜、つまり、ロスの昼になると、やはり眠くなります。

それは体内時計がまだ完全に夜昼逆転していないからですが、なんの対策を講じなくても、時間がたてばロスの現地時間に合ったサイクルに修正されます。体内時計のリセット機能によって、体はその場所の昼夜のリズムに合わせるのです。

体内時計はどこにある？

体内時計は、体の中のどこに存在しているのでしょうか？

判明しているうちの一つは、脳の視床下部《ししょうかぶ》の「視交差上核《しこうさじょうかく》」という部分です。この部分は目と連動していて、目の網膜から入ってきた光は、視神経を通して脳の視覚野に向かうのですが、その一部は視交差上核にも伝わるのです。

視交差上核は光を感じると、体内の時計をリセットさせます。また、視交差上核は夜にメラトニンを放出させ、眠気を誘います。

もう一つ、遺伝子にも、体内時計の機能が備わっていることが、最近になってわかってきました。私たちの体の中の細胞はすべて「時計遺伝子」を持っており、昼間はその遺伝子がタンパク質を産生します。

昼間、体は時計遺伝子がつくったタンパク質に満たされているのですが、夜になるとその産生は止まります。

時計遺伝子に書き込まれている暗号は、ｍＲＮＡ（メッセンジャーＲＮＡ）によって転写され、それをもとにして時計タンパク質がつくられるのですが、一定の量に達すると、今度は時計タンパク質がｍＲＮＡの働きを抑制するのです。やがて時計タンパク質は分解されて数が少なくなりますが、すると再びｍＲＮＡの転写が始まり、時計タンパク質が細胞内に満たされるようになります。この合成と抑制の周期は、約24時間になっています。

視床下部にある遺伝子は、外部からの光を察知しながら体内時計の調節をしている、いわば「マスター遺伝子」と呼べるものだと考えられます。

しかしマスター遺伝子の調整が行なわれても、体の隅々の細胞の遺伝子までは時間の調整が行き渡らず、「部分的に狂ったまま」という状況が起こり得る――これが「時差ぼけ」の正体です。

時差ぼけを予防するために、最近は渡航中の飛行機の中で睡眠薬を飲むという対策をしている人もいます。しかし、これまで述べてきたように、時差ぼけは、体内時計と外界の明暗周期がずれてしまうために起こる現象であり、これを解消するには、「光を浴びる」などの根本的な対応策が必要になります。

ちなみに、文部科学省後援の「健康管理検定」で定めている時差ぼけの対処法は、次の4つとなっています。

①光の利用　②睡眠の調整　③水分補給と適切な食事　④寝る前の活動の制限

心の病が「いい眠り」を妨げる——不眠を解消するには？

眠りは、人それぞれ体の個性に合わせ、浅くても短くてもいいのですが、若々しさを保つためには、その人にとっての「いい眠り」を確保することが絶対条件です。その「いい眠り」を妨げる要因の一つに、心の病が大きく関わっていることがわかってきました。具体的には、アルツハイマー病、パーキンソン病、統合失調症、自閉症などです。

「眠り」とは、先に述べたように脳の視床下部で始まります。この視床下部は、体内時計のほかに、体温、食欲、性欲、記憶など、多くの重要な機能を管理していま す。「眠りが妨げられる」とは、この視床下部の機能に障害を与えるということであり、心の病は、これらの機能をすべて阻害するのです。怖いことですね。

睡眠には「体は休息し、脳が活動している、やや浅い眠り」**（レム睡眠）**と、「体も脳も休息している深い睡眠」**（ノンレム睡眠）**の、2種類の状態があります。

たとえば、うつ病になると、レム睡眠に入るまでの時間が短くなります。ノンレム睡眠が減って、逆にレム睡眠の時間が長くなります。

自閉症の場合は、寝るのを嫌がるため、睡眠の時間も目覚めの時間も遅れてきます。ただし眠りに落ちる際は、うつ病と同様、レム睡眠に入るまでの時間が短いのです。

統合失調症では、深い睡眠であるノンレム睡眠がないことが多く、すぐにレム睡眠に入ります。よって浅い眠りが長く続きます。

アルツハイマー病では夜中に覚醒することが多く、昼間にウトウトしがちです。視床下部にある睡眠や覚醒に関係する神経が変性して死滅しますから、ノンレム睡眠自体ができなくなってしまうのです。

先人たちが取り入れてきた「眠りの特効薬」

さまざまな心の病が、快眠を妨げることはご理解いただけたでしょう。

逆にいうと、快適な眠りをわがものにできる「心」を育むことで、私たちは心の病を防ぐこともできるのです。

そんな「心のあり方」を育む方法が、はたして存在するのでしょうか？

昔から、そのために行なわれてきたのが、「坐禅」です。坐禅は、「不眠の特効薬」といわれてきました。

辻雙明《つじそうめい》という有名な禅師が鎌倉の円覚寺《えんがくじ》に入門して禅の道を志したのは、学生時代に不眠で悩んでいたからです。辻老師は、『禅の道をたどり来て』（春秋社）という本に、次のように書いています。

「朝早くから夜おそくまで、長時間にわたって坐るということは、慣れない者としては、なかなか苦しかった。足が痛んで仕方がなかった。しかし、其の夜は非常によく眠り、そのために翌朝起きた時は、『昨夜は丸太ん棒のように眠った』というような感じがした。それは久しぶりの熟睡・快眠であって、こんな卑近な事が、先ず私を禅の道に強くひきつけたのである」

ほかにも、読売新聞社や日本テレビのトップを務めた正力松太郎《しょうりきまつたろう》さんは、戦後に戦犯として巣鴨の拘置所に入ったとき、坐禅ばかりしていたと述べています。彼は「自分は坐禅をしていたので、床に入って寝ようと思えばすぐに眠れた」という一方で、「周囲の人は煩悶で眠られず、睡眠の邪魔をしようとした」そうです（春秋社刊『禅のある人生』より）。

朝《あさ》比《ひ》奈《な》宗源《そうげん》老師は『佛心』（春秋社刊）という本で、「からだの弱い青年は、たいがい睡眠ができないものです。そういうときは、寒い夜なかでも起きて坐禅をする。これが眠りにつく奥の手です」と述べ、「グッと起きて、本式に力んで、寒中でも汗ばむくらいの勢いで、三十分も坐ってごらんなさい。そうして寝たら、枯木を倒したようにかならず眠れます」と書いています。

坐禅によって「眠れない苦しみ」を乗り越えた人もいる

実際、坐禅は眠りをもたらす特効薬であり、臨済宗《りんざいしゅう》で重用されている『百丈清規《ひやくじようしんぎ》』のうちの「坐禅儀」にも、「坐禅はすなわち安楽の法門なり。しかるに人多く病を致すことは、けだし用心を善《よ》くせざるが故なり。もし善くこの意を得れば、すなわち自然《じねん》に四大軽安《しだいきようあん》、精神爽利《せいしんそうり》、正念分明《しようねんぶんみよう》、法味《ほうみ》神《しん》を資《たす》け、寂然《じやくぜん》として清楽なり」と書かれています。

つまり、坐禅が禅宗でも公認している、「最高の安眠法」であることは間違いないでしょう。

脳の視床下部には多くの重要な機能を管理する機能があり、覚醒を引き起こす神経核があり、脳のいろいろなところに覚醒刺激を送っていることがわかっています。坐禅は前頭前野の機能を正し、この覚醒刺激を抑制して眠りをもたらすと考えられています。つまり、考えすぎたり悩みすぎたりして、覚醒神経核がいつも刺激されている状態を防ぐ働きをするわけです。

もっともラクでおすすめの坐禅法

よく知られているように、坐禅をするときは足を組みますが、右の足を左の太腿の下に入れ、左足を右側の太腿の上にのせるやり方を「半跏趺坐《はんかふざ》」といいます。ラクな坐り方なので、たいていの人はこの姿勢で坐ります。

最初に息を数えます。ゆっくり息を鼻から吸いながら、「ひとーつ」と言い、ゆっくり吐き出します。これを1から10まで繰り返します。

この呼吸を「数息観《すそくかん》」といいます。

10までいったら、また1に戻って繰り返します。

以上が、坐禅の方法のすべて。たったこれだけなのでとても簡単なようですが、続けるのは並たいていのことではありません。呼吸をひとつ、ふたつとやって、よっつくらいになると、「この前、嫌なことがあったなぁ……」なんて、日常の瑣細なことを思い出してしまいます。それで気がつくと、「じゅーご」「じゅーろく」と、呼吸がリセットされていない。慌てて「ひとーつ」に戻るのですが、あまりに単調だから、だいたい後半で集中力が途切れ、別のことを考えてしまうわけです。

ある先輩は、「半跏趺坐だと、気持ちが統一しない。数息観をうまくやるには、「結跏趺坐《けっかふざ》」がいいと教えてくれました。

結跏趺坐とは、右足を左の太腿にのせ、さらに左足を右の太腿にのせるやり方です。これは最初、ものすごく足が痛いのですが、慣れると富士山の上に一人で座っているような意気揚々とした感じが得られます。

普通、坐禅の長さは、線香が燃え尽きる時間で計ります。これを臨済宗では「一炷《いっちゅう》」、曹洞宗《そうとうしゅう》では「一柱」と呼びます。線香の長さにもよりますが、だいたい30分です。

私は現職中、朝晩、一炷ずつ、定年後は朝・昼・晩に、二炷ずつ坐禅をしていました。しかしすぐに雑念が湧いてきて、とても息だけを数えることにはなりません。あとで述べるように、不眠も解消されませんでした。だから心を落ち着かせるには、読経が一番だと考えて実行し、人にも勧めています。

「眠れない」のは、まさかの錯覚だった⁉

坐禅には確かに、快眠をもたらす機能があります。ただ、手軽ではありませんし、

坐禅の半跏趺坐と結跏趺坐

半跏趺坐

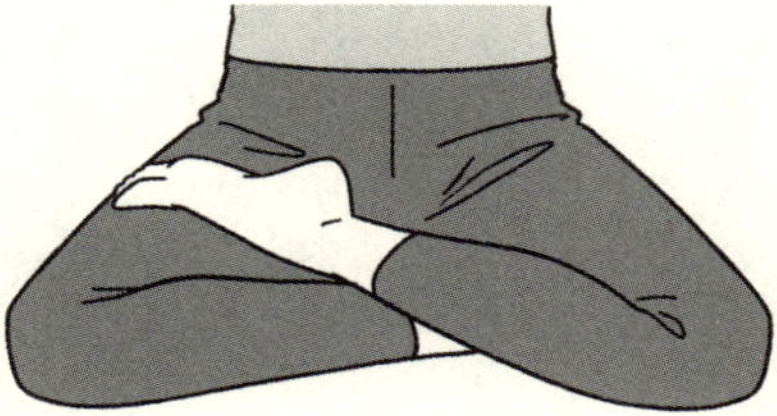

右の足を左の太腿の下に入れ、
左の足を、右の太腿にのせる。

結跏趺坐

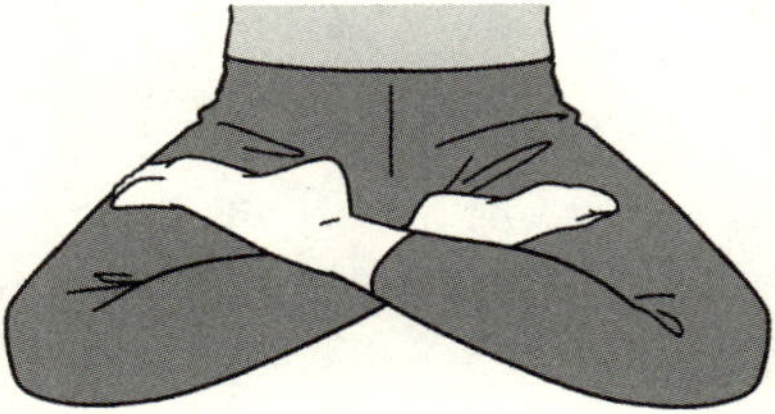

右足を左の太腿にのせ、さらに左足を
右の太腿にのせる。どちらも、足はなるべく
腿の付け根に近づける

誰もが上手にできるかといえば、そうでもないと私には思えます。

　実際、私は夜眠れないとき、坐禅中のような心持ちになろうと努力しました。しかし、まったく眠れません……。坐禅をするときのように自分の息を数え、何も考えないようにしようとしても眠れない。結局、そのまま朝になってしまうこともありました。

　もちろん、「坐禅の効用は計り知れない」と言っている方は多くいますし、不眠で悩んでいる人には、解決策になる方法であることも確か。でも、眠りに関しては別の工夫も必要でしょう。

　坐禅をしてもまったく眠ることができず、苦労していたころのことです。あるとき一緒の部屋で寝ていた妻に、自分がまったく眠れなかったと告げると、彼女はこう返してきたのです。

「あなたは昨夜、いびきをかいて寝ていましたよ」

　そんな馬鹿なことがあるか……と、私は妻の言葉が信じられませんでした。「朝まであんなに苦しかったのに、いびきをかいていたなんてことがあるわけない」と。

しかし今にして思えば、私は「眠れないで、起きている」という夢を見ていただけの可能性もあるのです。一時期、私は入眠剤を服用していたこともありました。それでも眠れずに苦しんでいたのですが、やはり妻はこんなふうに言います。

「あなたは薬を飲むと、すぐに寝てしまいましたよ」

正直、薬の効果など、そんなにすぐに現れるわけがない。それなのに眠れているのは、本当は不眠自体も錯覚にすぎないのではないか？ 入眠剤の必要性すら疑わせる言葉でした。

坐禅よりよく効く、私独自の快眠法

「自分は『眠っていない』と思っているだけで、実際は眠っているのではないか」

不眠で悩んでいる方には、浅い眠りを「眠れない」と誤解しているだけのことも多くあると思うのです。

そこで私は、「眠れない」と悩むのをやめ、独自の睡眠法を開発しました。

まず部屋を暗くし、アイマスクをして横になります。

そして、「眠ろう」とか、「もう、眠れるかな」などという意識を捨て、眠りのことを一切考えないようにするのです。

すると、たいていはいつしか眠っていますし、仮に浅い眠りだったとしても、心が落ち着いた状態にあるのならば、たとえ意識は冴えていても、ほとんど眠ったのと同等の体の回復が得られます。

不眠に悩む人は、「もうじき、眠れるかな」「いや、まったく眠れないんじゃないか」と、眠れない状態に意識を集中させて苦痛を増幅するから、余計に不眠になってしまうのです。何も心配せずに体を横たえること。それだけで血管や心臓の負担は軽くなるのです。「夜になったら体を休めよう、頭は冴えていても構わない。いちいち眠りの長さを気にしない」くらいに考え、心を穏やかにしていればいいのです。

第6章

ゆるい瞑想で、心を若返らせる

――細胞寿命を縮めるストレスを消す!

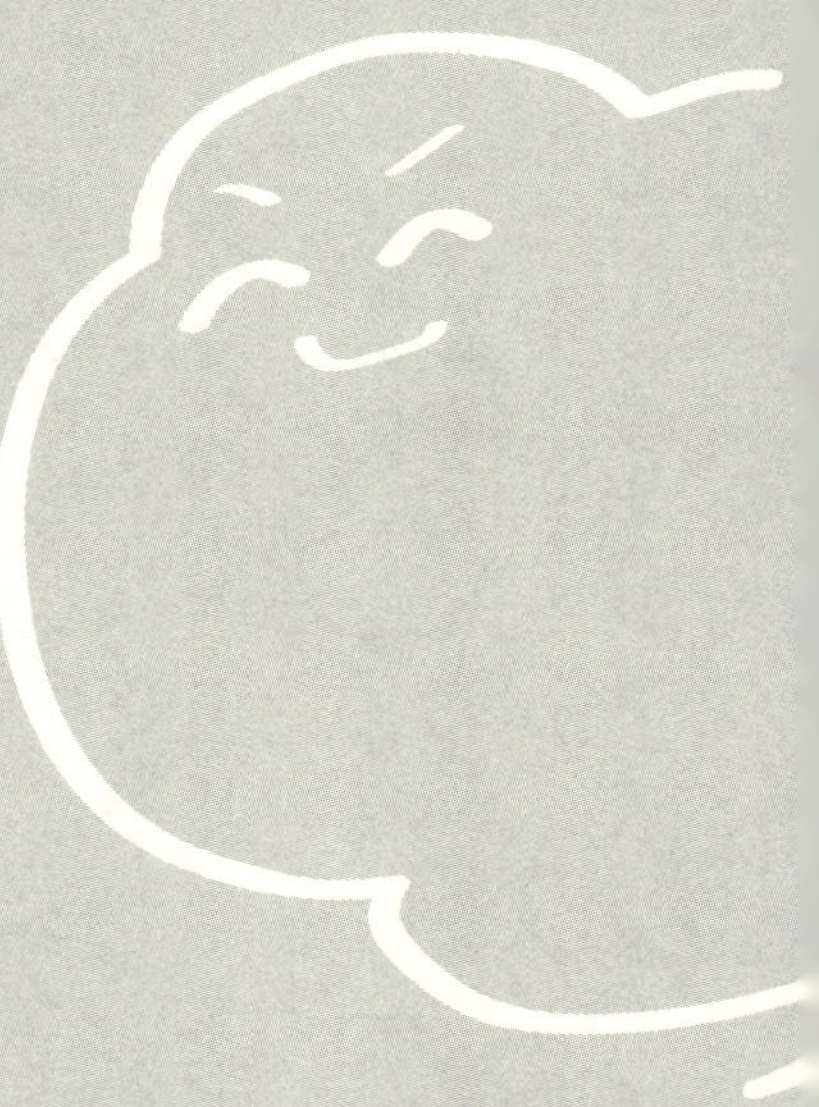

認知症予防にも、世界が注目する「瞑想」の不思議

前章では坐禅について紹介しましたが、もっと簡単、かつメンタルケアに有効な手段として、現在、欧米で盛んに研究されているのが「瞑想」です。

グーグルなどの世界的ＩＴ企業が、「マインドフルネス」と呼ばれる瞑想を研修に取り入れている、と聞いたことがある方もいらっしゃるかもしれません。

仏教では、すでにブッダが修行中に、古代インドの賢者が行なってきた瞑想を実践しています。これをのちの時代の人がアレンジしたものが、先に紹介した坐禅です。

ブッダの実践した瞑想は、古い形の仏教に引き継がれており、その一つにチベット仏教があります。

そのチベット仏教の頂点に立ち、ノーベル平和賞受賞者でもあるダライ・ラマ14世は、１９８７年から一貫して、亡命先のインドに世界中の著名な脳科学者や心理

学者を招き、瞑想の研究を行なっています。

「瞑想」というと東洋的なイメージが強いと思いますが、西洋でも神に祈りを捧げる際に、少なからず瞑想を行なっています。そのこともあって、ヨーロッパの修道院や大学も、禅の寺院やチベットやネパールの僧院と組み、瞑想を科学的に研究してきました。

その成果として、アメリカのウィスコンシン大学とネパールの僧院が共同で明らかにしたのは、瞑想の時間が増えるほど、集中力を高める脳波である「γ波《ガンマ》」が脳から出るということです。そして、γ波には心をリラックスさせる効果があり、多く出ている人は、認知症になりにくいこともわかってきました。

一般的に脳波には、「β波《ベータ》」「α波《アルファ》」「θ波《シータ》」「Δ波《デルタ》」などがあり、β波は覚醒しているとき、α波はリラックスしているとき、θ波は眠たくなったとき、Δ波は眠ったときに多く出て、周波数は順に小さく、つまりゆっくりした波になっていきます。

γ波は、β波を超える高周波で、今まで何に作用しているかわからなかった脳波です。しかし**マウスの脳でγ波を発生させると、アルツハイマー病の原因となるア**

ミロイドβが減少することがマサチューセッツ大学の研究でわかっており、認知症の治療や予防への可能性が考えられているのです。まだ研究は初期段階ですが、私たちにとっては今後に期待が持てる報告でしょう。

誰にでもできる「10分瞑想」を体験してみよう

瞑想の方法は、決して難しくはありません。ラクな姿勢で座り、目をつぶって心を無にしていくだけ。といっても、「心を無にする」のは、最初のうちはかなり難しいでしょう。手順とコツは、次のとおりです。

①目を開けて視覚に意識を集中する、目の前に映っているものにすべての意識を向ける

②目をつぶり、聴覚に意識を集中する。聞こえてくるかすかな音に、すべての意識を向ける

③音への集中をやめ、触覚に意識を集中する。着ているものの感覚や、空気の流れを感じとることに全神経を向ける

④心の内側に意識を向ける、体の中に心があることをイメージし、自分の感情を客観的に見つめる

⑤感情に気づいたら、それを一つひとつ消していくことをイメージし、心を無にしていく。頭の中には何もない、ひたすら「無」をイメージ

できなくても構いませんので、アラームを10分にセットしてとにかく10分間、心を無にするトレーニングを続ければいいのです。慣れれば簡単に瞑想状態に到達できるようになります。

瞑想に入ると「自分が消えてしまう」——そのとき何が!?

瞑想状態のときに何が起こるかといえば、「自分が消えてしまう」とか、「自分と

周辺環境の関係がなくなる」という感想をよく聞きます。

たとえば音楽を演奏している人が、没頭しているうちに自分と音との区別がなくなったり、仕事やスポーツに熱中するうちに、周辺の環境がまったく意識されなくなり、時間が流れるのも忘れてしまったり——。よく、**「フロー状態」といわれる、自分と周囲が一体化するような、集中力の極限状態**が訪れるわけです。

これは仏教でいう、「悟る」という状態とも関係しているのかもしれません。

坐禅では、精神が統一することを禅定《ぜんじょう》、または定《じょう》といいます。

坐禅などをして定に入ると、「自分の手足の感覚がなくなり、自分のものかどうかもわからなくなる」ことはよくあるのです。

禅の創始者を模してつくられた「達磨《だるま》さん」の「手や足を表現しない形」は、このことを表しているという人もいます。

チベット仏教の修行者の一人は、禅定に入ったとき、**「時間の感覚がなくなり、自分と他の区別もなくなる。そして、自分が、存在するすべてのものや人と一体である感じを持つ」**と述べていました。

このように感じているとき、脳内では何が起こっているのでしょうか？

解明！「自分と外界とが一体化」した最中の脳の状態

ペンシルベニア大学のアンドリュー・ニューバーグらは、瞑想しているチベット仏教の修行僧やキリスト教の尼僧の脳を、ＳＰＥＣＴ（単一光子放射線断層撮影）で測定しました。これは、活動している脳の部位を調べる方法の一つです。

ＳＰＥＣＴでは、健康に問題ないごく微量の放射性物質を含んだ薬を血管内に注入し、脳のどの部分で血流が増しているかなどを調べます。

実験では修行僧の腕に管を通し、それを注射器につなぎました。そして、禅定に入ったことを研究者に知らせる合図を送るために、修行僧の指先に紐を巻きつけ、その紐の片方を隣の部屋にいる研究者につなげておきます。

修行僧が禅定に入ると、指を動かして隣の部屋にいる研究者に合図を送ります。すると合図に従い、研究者は注射器で放射性物質を注入、すると物質は血流に乗って脳に行き、脳が活動している部分に入るので、このときの放射能をガンマ線カメラでとらえようとしたわけです。

その結果、修行僧が禅定に入ると、左の頭頂葉の「位置関連領域」の活動が低下することがわかりました。この位置関連領域とは、「自分がどこに、どのような状態でいるか」を認識する機能を持つ場所です。

位置関連領域は、頭頂葉の右側にもあり、こちらは別名「どこ細胞」と称し、自分の空間的な位置を知る働きをしています。右側では何も起こらないのですが、左側の活動だけ非常に低下するのです。

これは何を意味するのでしょうか?

ニューバークは、「左側の位置関連領域に情報が入ってこなくなるので、活動しなくなる」と述べています。右の位置関連領域が活動していることで場所の把握はできるのですが、**左側が機能しないことで、自分と周囲の境界がわからなくなり、一体化してしまう**――それが、脳の機能としても証明されたわけです。

同じ現象は尼僧の脳でも見られ、そのとき彼女は、**「自分が大いなるもの、すな**

わち神と一体化した」と述べていました。

自分を大いなる存在と一体化したと感じることは、すべての宗教において見られる現象です。そしてそれは、人に一種の恍惚感を与えるのですが、この実験から、**どの宗教に属しているのかにかかわらず、瞑想をすればそんな状態を意図的に脳につくりだすことができる**ということがわかったのです。

作《さ》務《む》のすすめ。没頭するだけで瞑想以上の効果

瞑想を続けると、「神通力《じんずうりき》」が備わるともいわれます。

「神通力」とは、一種の超能力です。

仏教では、「不可思議を説かない」、つまり「世の中には不思議なことなど何もない」と述べていますが、一方では『観音経《かんのんぎょう》』には「念彼《ねんぴ》観音力《かんのんりき》 刀尋段段壊《とうじんだんだんね》」（観音の力を念ずれば、刀さえ折れる）などと記されています。

これは「観音様への祈りの力によって、敵の刀を素手で折るような奇跡も起こせ

る」ということ。超人的な力を出せることを、仏教は認めているわけです。

それだけ人間の集中力が極限に達したときに、できることは計り知れないのです。

このことは認知症の予防の一助になるかもしれません。

瞑想することによって、人は、そうした極限の能力を発揮することができる。

しかし、これは「瞑想だけ」でしか実現できないものではありません。

先にも述べたように、**人は何かに没頭すれば「フロー状態」に達することができる**からです。

脳波を測った実験では、「瞑想を終えても、脳は長く瞑想の最中と同じ活動状態を保っている」ことが証明されました。ということは、瞑想中の脳の変化は、日常生活のなかでも発現できるということ。

禅では「作務」といって、掃除とか畑仕事、草むしりなどを修行の一環として義務づけています。これはまさに、坐禅や瞑想だけでなく、**このような日常の単純な労働をすることでも、集中力を高め、雑念のない心の状態から「フロー状態」をつくりだすことができるから**でしょう。

百千万倍勝る！　動きながらの瞑想

白隠《はくいん》禅師は、「動中の工夫《くふう》は静中に勝ること百千万倍なり」と言いました。「静中」というのは坐禅や瞑想など、静止した状態で行なう修行ですが、それよりも「動中」、すなわち**日常生活のなかで心を落ち着かせることのほうが、ずっと自分の成長になる**と述べているのです。

仕事や普段の生活をしながら精神統一を図ることができなくては、修行の意味がない。**日常生活のなかで心を磨くことこそが大事だ**ということでもあります。

掃除や料理といった家事はもちろん、文章を書くとか、散歩するようなことでもいいのです。一つのことに集中し、日常生活においてもいい脳波を出していくことで、私たちは若々しく健康的な脳の状態を保っていくことができます。

うつ病になる人は、前頭前野の活動が強くなりすぎて、感情の場である辺縁系を異常に刺激することが知られています。だからその昔は、前頭葉とそれ以外の脳の部分との連絡を絶つ手術「ロボトミー（前頭葉白質切截《せっせつ》術）」が、うつ病の治療として行なわれていました。

現在、ロボトミーはリスクが大きく人道的にも問題がある手術として禁止されていますが、そんな危険を冒さなくても、瞑想や集中を高めることによって、私たちは脳の状態を正常化できるのです。

若々しく健康的な脳の状態を保てる瞑想や「何かに没頭する習慣」は、高齢になってから習慣づけてもいいのですが、今から始めれば、それだけ長く恩恵が得られます。

第7章

ちょっと意識するだけで若返り

——そして毎日「いいこと」があふれだす！

掃除は、心はもちろん脳や体をも清らかにする

前章で、瞑想と同じような効果をもたらす、禅宗の「作務」を紹介しました。作務の修行でよく知られているのは、お寺の境内や室内の掃除でしょう。禅宗では、とくに掃除を重んじます。一に掃除、二に看経《かんきん》（声を出さないで経文を読むこと）、三に坐禅、とされているくらいです。修行でもっとも大事なのは、坐禅ではなく、掃除だとしているのです。掃除の大切さを示すエピソードがあります。

仏陀の弟子である、チューラ・パンタカ（周利《しゅり》槃特《はんどく》）は、お経も満足に覚えられない、物覚えの悪い男性でした。

ブッダはパンタカに一本の箒《ほうき》を与え、「塵を払いなさい、垢《あか》を除きなさい」とおっしゃったのです。要するに、「掃除をしなさい」ということですね。

物覚えは悪いけれど、ひたすら真面目だったパンタカは、雨の日も風の日も、た

だだ寺の内外を掃除して歩きました。その様子を見て馬鹿にして笑う弟子たちもいました。

ある日ブッダは、「パンタカよ、掃除は大変ではないか？」と尋ねます。すると彼は、こう答えます。

「いえ、お師匠様、掃除は心の塵を払おうと思ってやっているので、少しも大変ではありません」

そして彼の心はきれいになり、馬鹿にした弟子たちよりもずっと早く、悟りを開くことができたということです。

私も机回りや仏壇、トイレなどを毎日のように掃除しています。掃除しているうちに気分転換ができ、やりはじめる前は面倒だったとしても、終わったあとは確かに心がクリアになることを感じます。

それはまさしく、うつなどの原因となるストレスを取り去る効果であり、瞑想と同等だとすれば認知症の予防にもなるのです。騙されたと思って、パンタカのような素直な気持ちで、掃除を実践してみてください。

「善い行ない」を心がける

日常生活のなかで「若々しくある」ための習慣として、私がとくにおすすめするのは、「善いことをする」というものです。ひと言でいえば、「善行《ぜんこう》を積みましょう」、ということです。小学生ではあるまいし、いい大人に向かって「いったい何を言いだすんだ」と思う方もいるかもしれません。でも、「善いことをする」ことで心は確実に満たされ、明るい気持ちになります。

善行は本当に、些細なことで構わないのです。

たとえば、私は自分が書いた本ができると周りの人にできるだけ配ってあげます。「迷惑になるかな」と思いきや、意外に喜んでくれる方が多いのです。それだけで「書いてよかった」という気持ちになります。

それで先日は、本のお礼にと、高級ブランドのハンカチを3枚いただきました。なんだか「海老で鯛を釣った」気分ですが、「善いこと」をすれば、ちゃんとめぐりめぐってどこからか「善いこと」が返ってくるものです。

私は、この幸せをさらに連鎖させるべく、3枚のうち2枚のハンカチを、今度は、孫にプレゼントしました。1枚は私がありがたく使わせていただいています。

この「善いことをすれば、善いことがある」と言ったのはブッダです。彼の教えは、人間は皆、運の通帳を持っていて、善いことをすれば通帳に「善業《ぜんごう》」が記載され、それが貯まると幸運が訪れるというものです。反対に悪業を積めば、不運が訪れます。これは仏教だけに限らず、欧米社会においても、よくいわれていること。

ポール・ニューマン主演の映画『傷だらけの栄光』で、主人公のボクサーはタイトルマッチに八百長を頼まれたが、それを断わり、ニューヨークの実家に戻ってしまいます。そのとき、昔よく行った近所のバーへ行くと、オーナーからこう言われました、

「お前は、このバーで昔からいろいろなものを飲み食いした。しかし飲んだり食べたりすれば、金を払わなくてはならないのだ。それが嫌なら、飲んだり食べたりしないことだ」

つまり、人は自分が積み上げてきた業に、報いる責任がある。彼の成功に期待し、思いをかけてきた者たちに対して、責任を果たしなさい……ということだったのです。ちなみに映画のモデルは、実在したロッキー・グラジアノというボクサーであり、彼は40年代にミドル級のチャンピオンになっています。

私は、いくつかの医療関係団体、孤児を支援する団体、芸術家協会などへ、ささやかですが寄付を続けています。といっても、本当は妻がやっていたことを引き継いだだけなのです。額は些少であっても、それで「善いことをしたな」と思えるなら、自分の心にとってはプラスに働きますね。

90歳の母が息子と同居したとたんに……

年をとると、体を動かすのが億劫になり、経済的な余裕があれば、家事や買い物など、これまで自分でやってきたことを、ほかの人にやってもらいたいと思う人もいるでしょう。

私はかつて箱根に別荘を持っていたのですが、そこは自分では使わずに義母に住んでもらっていました。妻は毎週、食材などを買い込んで、浜松から車でその別荘まで届けていました。さらには管理センターにもセブンイレブンがあり、妻がいないときでも電話1本で何でももってきてもらえたのです。

義母は自分で家事をしていましたが、時間をがあるときは刺繍が好きだったので、いろいろな生地で座布団や前掛け、カーテンなどをつくっていました。できあがったものは、ほとんど人にあげていました。また彼女は、ガーデニングなどもやっていました。

そんな一人暮らしが、およそ30年間、90歳まで続いていたのですが、彼女は幸せそうで、満たされた日々を過ごしていたと思います。

90歳にもなると、さすがに火の扱いが心配になってきたので、親族で話し合って、横須賀の息子の家に住まわせることにしました。

それまで自分でしていた家事は、すべて義理の娘さんがやってくれ、何もすることがなくなり、テレビを観るだけの生活になってしまいました。すると、ほどなくして彼女はデイサービスに行くようになり、認知症となりました。そして92歳で亡くなってしまったのです。老衰でした。

人は、自分で身の回りのことができなくなると、こんなにも急速に衰えてしまうのだなと痛感しました。

「自分でやるしかない」のは幸せなこと

私の義母と同じように、施設に入ったとたんに認知症になってしまう高齢者は案外多くいます。

だから「介護施設に入ってはいけない」などと言うつもりはありませんが、至れり尽くせりの施設ではなく、むしろ入居者に自分でいろんなことをさせている施設のほうが、健康な高齢者が多くいるように私は思います。

90代の母親を遠距離介護している女優の柴田理恵さんによれば、一時は要介護4で認知症の症状も出はじめていたお母さんが、一人暮らしを始めて、一つずつわかるところから思い出していくようにしたら、要介護2の状態まで回復したそうです。

ちなみに「要介護4」とは、日常生活の動作が、誰かの助けを得ないとほぼできない状態です。ベッドから起きるときは家族や介護士の人に起こしてもらわないといけないし、移動するときは、誰かに車椅子に乗せてもらうことが必要です。

「要介護2」とは、「日常生活に不便があり、誰かの見守りや介護が必要とされるくらい」と定義されます。買い物などもできるけれど、細かいお釣りを扱うのは難しい面や、転ぶ可能性があるから、誰かに見てはもらいたいのですが、立つことも、一人でトイレに行くことも可能なまでに回復したのです。まさに「自分でできること」を、やろうと思えば可能なレベルです。

この話からも「人にやってもらうこと」に慣れすぎてしまえば、かえって人を老化させることもあることがわかります。

だからスウェーデンでは、高齢者をあまり介護施設に入れず、その代わりに、デイケアなどの福祉体制を充実させているのです。この国の高齢者の幸福指数が高いことは、よく知られています。

腎臓が！ 体を甘やかしてはいけない、恐ろしい理由

他人にやってもらうことに慣れすぎると、かえって自分の老化を進めてしまう——興味深いことに、医学的なことでも同様のことが起こります。

腎臓の機能が落ちて、体内の老廃物のろ過がうまくいかなくなると、「人工透析」という医療処置をします。これは血液を体外にとり出して透析器を通し、血液から老廃物を取り除いて浄化した血液を体内に戻すという治療で、1回に3〜5時間かかり週に3回ほど行なうものです。まったく腎臓が機能していないのであれば、生きるためには仕方のない措置です。

ところが腎臓の機能がまだ7割くらいは残っている人が人工透析を始めると、それまで動いていたはずの7割の腎機能までも完全に動かなくなってしまうのです。肉体は、「やってもらえるなら、やらなくていいや」となってしまうのですね。

だから、できるだけ自分の腎臓も使うようにするべきで、日本腎臓学会などは透

析導入の基準は、腎機能が10％以下としています。腎機能がある程度残っている場合は安易に人工透析を行なわず、専門の医師と相談してください。

もちろん無理な運動はするべきでないし、必要な助けを借りないことは問題です。しかし**若々しくあるためには、動く部分は怠けさせずに使うこと**も必要なのです。

たわいない雑談をする仲間ができる、ちょっとした方法

人は、心が晴れず辛く苦しいときは、誰かと、たわいない雑談をするだけで心が休まるものです。誰かがそばにいて話を聞いてくれるだけで安心感を得られます。

ところが年をとると、社会的な行動範囲が狭くなるせいもあって、だんだん人間関係が希薄になっていき、気軽に雑談できるような人が、周りからいなくなっていきます。すると自分の苦労話や失敗談、家族のもめごとなど、ちょっとした感情を吐露する機会が少なくなっていきます。

何歳になっても若々しい人には、必ずといっていいほど、その人の周りに話を聞

いてくれる人たちがいるのです。仕事の仲間、趣味の仲間、食事をしたり、カラオケをしたりして騒ぐ仲間など。

別に、実際に悩みを訴えたり、相談したりする必要はありません。ただ、「いつでも、心の内を打ち明けられるような人がいる」状態にあることが大事なのです。人間は欠点だらけだし、すぐに他人をうらやましく思うけれど、人との関係を求めているからです。

『がんが自然に治る10の習慣』という本の著書である医学者のケリー・ターナー博士は、「孤独は一日15本の喫煙と同じくらい寿命を縮める」と述べています。ですから仲間をつくりましょう。仲間たちがあなたを若々しくしてくれます。

仲間をつくる方法として、人付き合いが苦手な人でも、簡単にできる方法を紹介しましょう。

かつて私は、大学教授をしていた時代に、ラグビー部の顧問をしていました。

自分が学生時代にラグビーをやっていたのかといえば、実はまったくやっていません。そもそも、就任当初はルールすらわかっていなかったのです。が、誰もなり手がいないし、それで部が成立しなければ学生がかわいそうだと思い、しぶしぶ引き受けただけでした。ところが、そんな面倒な役割を担ったことで、慕ってくれる若い仲間たちが大勢できました。バーベキューを一緒にしたり、校舎内ですれ違いざまに「今日も励んでるね！」と、ちょっとしたあいさつや雑談を交わしたりして、思いがけず人間関係が築けて楽しむことになったのです。

このように孤独を避けるためには、**「頼まれたことは、引き受けてみること」、そして、「億劫がらずに、進んで人のなかに入っていくことが大切なのだな」**と今になって思います。人に関わるのは、どんな機会であってもいいのです。ただ重い腰を上げて、人のなかに入っていくことから、自分の習慣を変えていきましょう。

愛する存在を大切にする

有名な映画、『エデンの東』では、頑固さゆえに、ジェームス・ディーン演じる子どもの愛情を受け入れようとしなかった父親が脳卒中になります。その父親に、ジェームス・ディーンの恋人（実は、ジェームス・ディーン演じる人物の兄の婚約者）は、「人は愛がなければ生きられません。どうか彼に優しい言葉をかけてやってください」と訴えます。

周りを見れば、こんなふうに、親子、きょうだい、孫などとの関係があまりよくなく、断絶状態になっている家族は多く見られます。「昔はあんなに仲がよかったのに」という嘆きはそこかしこで聞かれます。

子どものころは親子やきょうだいはいつも一緒にいて、楽しく暮らしていた。喧嘩をしても、すぐに元どおりの仲に戻った。でも年をとると、親子、きょうだい、孫との距離はだんだんと離れていき、些細な諍《いさか》いが積み重なった末に、他人以上に家族の仲が悪くなった――こんな人たちは多くいます。

一方で私の医学者としての経験則ですが、「家族が本当に自分のことを思っている」と自覚できている人は、年をとっても病気にはなりにくいようです。

人間関係は古いタイヤのようなもの。いつも空気圧に注意しておく必要があり、注意を怠ると車は快適に走りません。年をとったら家族関係を大切にし、もしも関係が断絶していて、それが気になるようであれば、関係を修復することを試みてはいかがでしょうか。うまくいってもいかなくても、できる努力をしたのなら後悔はしないはずです。

皆、ただの人になると、心得る

若いころ、私たちは「いい大学へ入ろう」とか、「世界的な選手になろう」とか、「人一倍、出世しよう」など、さまざまな努力目標を持っていました。

しかし、年をとった現在はどうでしょうか？

もちろん、いまだに何か目標を追いかけている方もいるでしょうが、定年を迎えたり、健康的な理由もあったりで、かつてのような目標を描けなくなっている人がほとんどでしょう。描けなくなったというより、自然と興味がなくなった、もっと別のことに興味が移った、という方も多いかもしれません。

そう、それで構わないのです。出世などは若い人に任せ、自分にできることを楽しむようにしていけばいいのです。

実際、私のように定年を迎えた教授には職がありません。だから医学部でも、多くの元教授が開業医の手伝いをしたり、老人ホームの医師をしていたりすることもあります。それぞれ立派な仕事であり、経験や知識を生かすには絶好の場所でしょう。ただ、その昔ならば、「元教授」というだけで、大学内でできる仕事は山ほどあったのです。講演や執筆など学外での仕事も多くあったでしょう。

でも、今はもう「元教授」なんていう肩書きは忘れ、今の自分にできる社会貢献を可能なかぎり果たしていけばいい時代に変わりました。

しかし、なかには持ち上げられることがなくなった自分の立場を恥ずかしく思い、現役の後輩や、仲間との関わりを避けてしまう人もいます。淋しいことですが。

みんな本当は、今も昔も、ただの人なのです。ですから昔のような競争意識を捨てて、新しい人間関係を築いていきましょう。

第8章

誰もが怖がる認知症。でも、それは防げる病気では？

——知れば打つ手が見えてくる

認知症とは何なのか？

ここまでは、いつまでも若々しくあるための習慣づくりについて、医学者としての知見を述べてきました。

でも、いくら若々しくあるための努力をしても、高齢による衰えは防げないのではないかと考える人も多いでしょう。とくに「いくら体を鍛えても、脳を鍛えることはできないのではないか……？」と。

年をとった多くの人が何より恐れるのは、脳の老化、つまり「認知症」だと思います。医療の進歩で、私たちの平均寿命は、毎年のように伸び続けています。しかし、一方で認知症になる人は増え、厚生労働省によると２０２５年には65歳以上の高齢者の20%、７００万人が認知症になるとされています。

ひと口に認知症といっても、実は非常に多くの原因があり、アルツハイマー病はそのうちの一つです。

一般に認知症には、脳血管性認知症と脳変性性認知症があり、前者の脳血管性認知症は認知症の10～30％を占めます。

後者の脳変性性認知症の代表がアルツハイマー病であり、全認知症の40～50％を占めます。そのほか脳変性性認知症には、幻影などが見える「レビー小体型認知症」が15～20％。それ以外には、前頭側頭型認知症やハンチントン病などがあります。また、どれにも当てはまらないパターンには、パーキンソン病が引き起こす脳機能の低下も存在します。

いずれにしろ大切なのは、予防や進行の防止、生活の質（いわゆるＱＯＬ＝Quality of Life）の維持のために必要なものの考え方、生活の仕方です。

世の中にはたくさんの認知症に関する本がありますが、情報はどんどん更新されています。とくに最近になって注目を集めているのは、腸内細菌（フローラ）の影響であり、食べ物や食べ方によって認知症に対処する方法です。

本章では、若々しい精神を保つために不可欠な認知症対策について、最新の医学研究をもとに説明していきましょう。

脳はなぜ衰える？ 人の寿命が「120年」である理由

認知症にはさまざまな原因がありますが、多くは脳の老化によって引き起こされます。すべての生命に寿命があるとすれば、脳もやがて寿命が尽きるのは仕方がないように思えます。

でも、認知症が起こるのは、脳の寿命が尽きかけているということなのでしょうか？

結論を言えば、「そんなことはない」となるのですが、これを説明するには「そもそも細胞の老化とは、どういうことなのか？」ということから説明を始めなければなりません。

そこで細胞の老化についてですが、私たちの体は、個々の細胞が分裂を繰り返すことによって、その機能を保っていきます。

古い細胞は一定の年月で壊れていきますが、分裂することによって必ず新しい細胞が生まれますから、人は成長もするし、ケガや病気を回復させながら生きていくことができるのです。

ただ、分裂できる回数は、その細胞の種類により異なります。たとえば栄養の入った容器の中で培養している細胞の場合、分裂回数は最高で50回、これを時間に換算すると120年になります。この事実をもとに、人間の寿命の最高値は120歳とされています。つまり、「120年以上、分裂によって生き続ける細胞はないから、どんなに頑張っても人は120年以上生きられないだろう」という推定です。

細胞の分裂に限界があるのは、細胞が分裂する際にDNAの末端にある、「テロメア」という部分が少しずつ切れてなくなるからです。これが全部なくなると、もはや細胞は分裂できません。

ただ、脳の細胞は少し特殊で、胎児・幼児の間は分裂しますが、思春期を過ぎると分裂しなくなります。

テロメアに関してはまだ不明なことも多いのですが、テロメア研究の業績で

2009年にノーベル生理学・医学賞を受賞したエリザベス・ブラックバーン博士らは、生活習慣とテロメアの関係についての研究成果をまとめています。それによると**日常生活でのストレスによってテロメアが短くなることもある**とのこと。逆に瞑想などをして過度な**ストレスを取り除く習慣によって、テロメアが伸びることもある**という研究成果を発表しているグループもあります。

脳の両脇にある海馬《かいば》と呼ばれる部分は、私たちが年をとっても分裂を繰り返します。この海馬が記憶を司っていることはよく知られていますが、私たちが思う以上に、私たちの体には寿命を延ばす余地がまだ隠されている可能性はあるわけです。

アルツハイマー病が発症するメカニズム

では、細胞が老化するのは、どのような理由からでしょうか？

一つは「糖化《とうか》」といって、細胞にブドウ糖の変化した物質がついてしまうことによります。糖化が起こると、細胞の中のタンパク質が糖と結びつくことで細胞は劣

アミロイドβの蓄積する仕組み

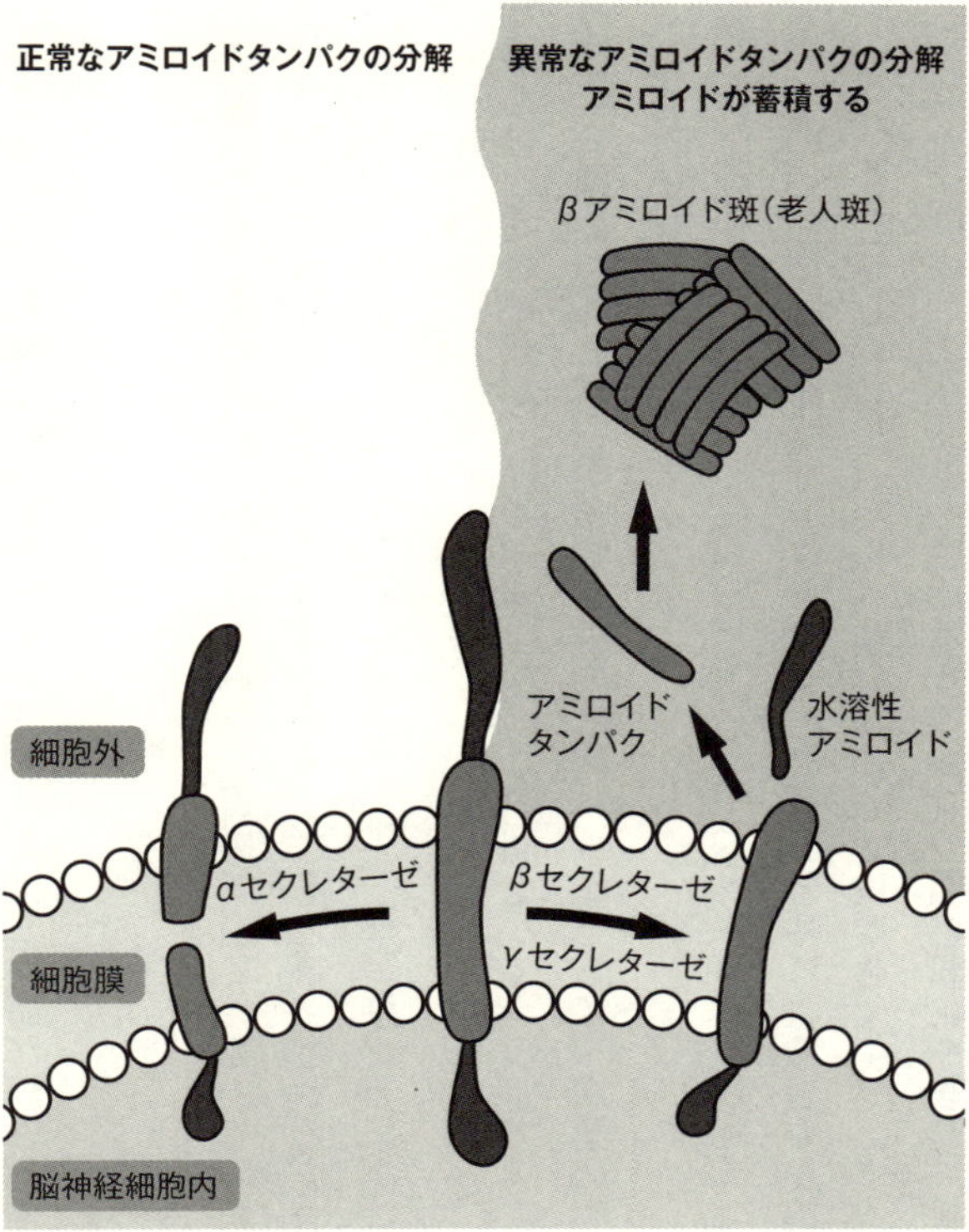

アミロイドのゴミがくっついて塊になることで「アミロイドβ」ができる。これが「老人斑」の原因となる（175ページの図を参照）。

化していきます。だから糖尿病の患者さんや肥満の人は、寿命が短いとされているのです。

もう一つは、「アミロイドβ」の蓄積です。

前ページの図を見てください。脳神経の細胞を貫いて出てきているのが、アミロイドタンパクと呼ばれるものです。脳細胞が仕事をすると排出される、一種のゴミのようなもので、「水溶性アミロイド」とあるように、通常は水分に溶け込んで分解されてしまいます。

ところがこのアミロイドが溶けず、溶けないもの同士がくっついて「アミロイドβ」と呼ばれる塊《かたまり》になると、いつまでも脳内に残るゴミとして、次第に周囲の神経細胞を死滅させる悪い存在となるのです。

脳神経の細胞は、「軸索《じくさく》」という長いケーブルのようなもので脊髄《せきずい》までつながっています。その軸索には、小さな「タウタンパク質」と呼ばれるものが集まってできた微小管という管がたくさん連結し、脳細胞まで栄養素を運んでいます。

先の「アミロイドβ」のゴミは、このタウタンパク質の管に絡まり、軸索からも

「老人斑」のできるメカニズム

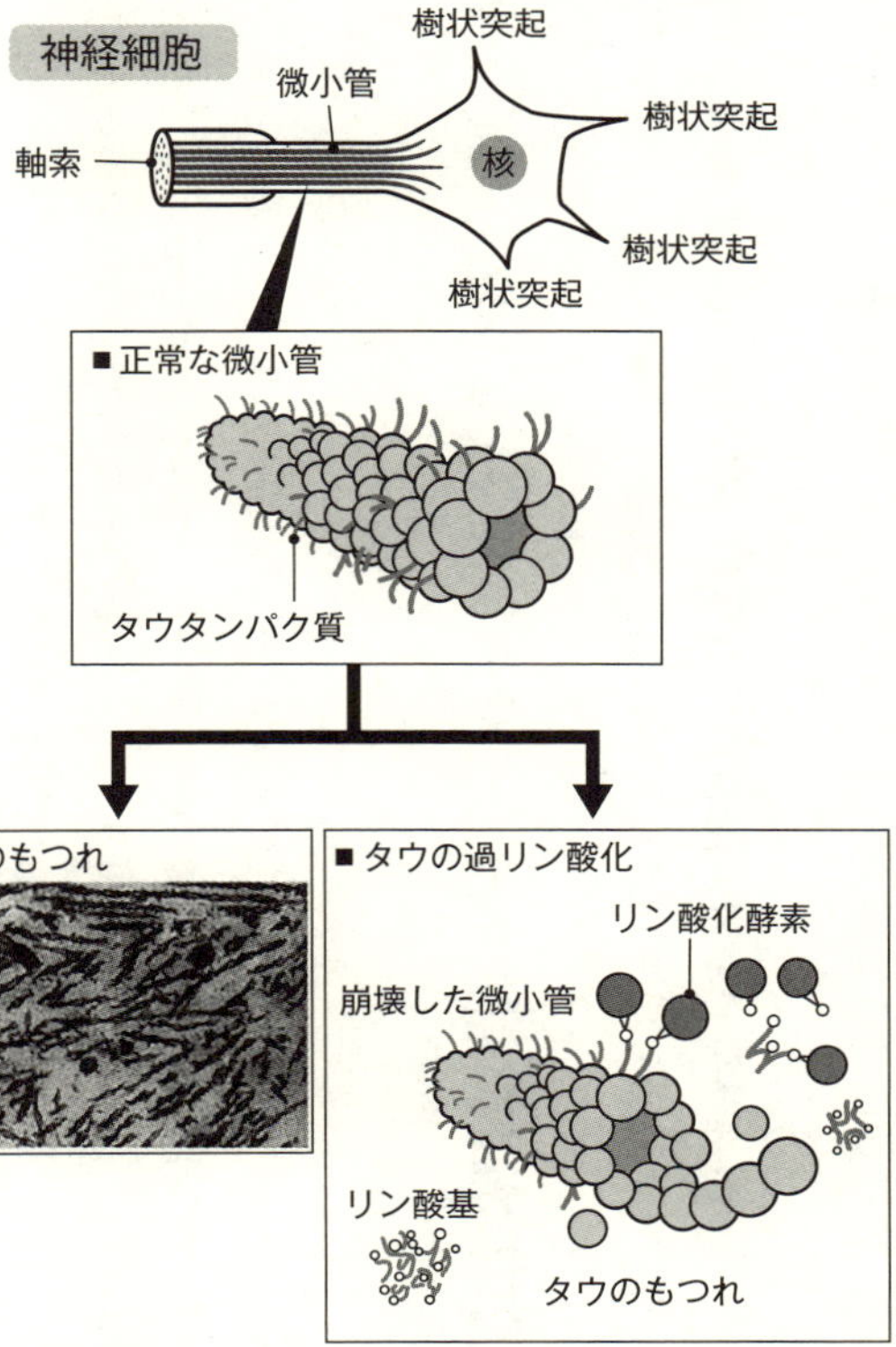

「アミロイドβ」のゴミがタウタンパク質の管に絡まり、「タウのもつれ」という塊になる。これが「老人斑」となって、アルツハイマー病の原因となる。

離れ、「タウのもつれ」という塊になってしまうのです。それが「老人斑」（メラニン色素の蓄積によって皮膚にできるシミの「老人性色素斑」とは違うもの）と呼ばれるもので、これによって引き起こされるのがアルツハイマー病です。

なお、最近になって開発されているアルツハイマー病の治療薬「レカネマブ」は、アミロイドβに抗体（抗アミロイドβ抗体）をくっつけ、免疫細胞にこれを除去させようとするものです。その効果には大きな期待が寄せられていますが、今のところ、まだ劇的な効果が出るまでには至っていません。

記憶が消える？ アルツハイマー博士を訪れた女性の症状

最近になってアルツハイマー病の医療は、治療薬の研究が進んだこともあり、急速に進歩しました。その多くは、ほぼ「いかに老人斑を少なくするか」というターゲットに集中しているといえます。

そもそもアルツハイマー病とは、どのようにして見つかったのでしょうか？

　1901年、フランクフルトの精神病院で働いていたアロイス・アルツハイマー博士は、「急速に記憶を失っていく」という症状を訴える中年の女性入院患者を診察しました。

　彼女の名前は、アウグステ・D。そのときの会話は、次のようなものです。

「あなたの名前は何ですか？」

「アウグステです」

「苗字のほうは？」

「アウグステです」

「あなたの夫の名前は何ですか？」

「アウグステです」

「いや、あなたの夫の名前ですよ」

「私の夫……？　はて？」

　夫とはいったい誰のことなのか？　質問の最中に彼女は記憶が混乱し、博士の質問の意味がわからなくなってしまったのです。

彼女の認知障害はその後、急速に進み、最後は自分が誰であるかもわからなくなってしまいます。そして１９０６年に、51歳で死亡しました。

アルツハイマー博士は彼女の死後、その脳を詳細に調べます。そして萎縮した脳に多くの斑点があり、細胞内には神経の細い繊維のもつれがあることを発見したのです。これが先に述べた「老人斑」であり、「タウのもつれ」でした。

同年にアルツハイマー博士は、彼女の病気をドイツの精神医学会で報告。その病気は博士にちなみ、「アルツハイマー病」と名づけられます。

アルツハイマー病の原因

１９９７年にアメリカ疾病予防管理センターが発表した「年齢別アルツハイマー病の発症率」によると、65歳では5％前後、75歳では20％、85歳では46％、90歳では70％前後だそうです。

90歳まで生きると、70％の人がアルツハイマー病になる。そうなるとこの病気は突発的に起こるものではなく、老化に伴い必然的に起こるもののように思えてしまいます。アルツハイマー病の原因には、どんな要素が考えられているのでしょうか。

一つは、「遺伝子」です。

たとえば遺伝子の異常により、脳細胞から生じるアミロイドタンパクに最初から異常があるケースです。溶解しにくいアミロイドのゴミがたくさんつくられ、老人斑ができやすくなるというのです。

若年性アルツハイマー病といわれるものは、おおむね、こうした遺伝子の異常が原因です。ただし遺伝子に由来するアルツハイマー病は、全体の2〜3％にすぎません。

実は遺伝子の異常といっても、それが親から遺伝したケースは少なく、後天的に、自分の遺伝子に異常が発生した場合が大部分のようです。だから親が発症していない人でも、若年性のアルツハイマー病になるケースはあるのです。この点は注意しなければならないでしょう。

ほかの要因として、アルツハイマー病になりすい人は、脂肪を運ぶタンパクである「アポリポタンパクＥ４」を持っている場合が多いことも知られています。しかし日本人の場合、Ｅ４を持つ人は全体の数パーセントですから、あまり問題にはなりません。ではほかに、いったいどんな要因があるのでしょう？

実は「わかっていない」というのが正確なところです。それだけアルツハイマー病については、謎の部分が多いのです。とはいえ、そんな病気があると発見されてからようやく1世紀が過ぎた程度なのですから、当然といえば当然かもしれません。

ただ大きな理由として考えられているのは、脳への悪いストレスです。これには打撲などの物理的なストレスもあれば、うつ病など精神的なストレスも含まれます。

「老人斑」が認知症を必ずしも、引き起こすわけではない

アルツハイマー博士は、アルツハイマー病の患者の脳には老人斑があり、正常に老化した脳には老人斑はないとしました。

しかし現在は、正常な人の脳にも、かなり多くの老人斑があることがわかっています。１００歳以上まで生きた人の脳を調べた結果、まれに老人斑がまるでない人もいるようですが、多くの場合、年齢とともに老人斑は増え、１００歳にもなればもう脳はゴミでいっぱいになってしまいます。

ところが、それでも認知症のような問題は起こらない場合もあるのです。

１００歳を超えたお年寄りで、かつてＣＭなどにも登場して人気を博した「きんさん、ぎんさん」という双子の姉妹がいらっしゃいました。より長く生きたのは妹のぎんさんで、２００１年に１０８歳でお亡くなりになっています。

そのぎんさんは、１００歳を過ぎてなお「趣味は、国会中継を見ること」と言って世間を驚かせたのですが、死後に解剖させていただくと、脳は老人斑でいっぱいだったことがわかったのです。でも、脳はちゃんと機能していました。

すなわち、「老人斑が増えたからといって、必ずしもアルツハイマー病を発症するわけではない」ことを、ぎんさんは証明してくださったのですね。

ならば、どういう場合に認知症になるのかといえば、短い期間で急速に老人斑が増えて、脳の機能に障害が起こるときです。

これを阻止すれば、アルツハイマー病は予防できます。逆に急速に老人斑が増えだしたら、現在の医学では治しようがありません。

では、本来であれば徐々に増えていくはずの老人斑が、なぜ急に増えはじめるのか？　その理由の一つが、「打撲」です。

年をとるとつまずきやすくなることは、運動習慣のところでも警告しました。たとえば、階段の上り下り。階段を上るとき、私たちは段の高さを目測し、それに合わせて足の筋肉を収縮させて、足を段に乗せます。しかし年を重ねるほど、目算が狂ったり、足の筋肉の収縮が目測に合わなくなったりする可能性が高くなります。

そしてつまずいて、倒れる。

若い人ならば、倒れた瞬間に手をついたり受け身を取ったりすることができるので、頭を打つことは少ないのですが、年をとると足腰の筋肉が弱っているので、無防備な状態で倒れて頭を打ってしまいます。

この打撲が引き金となって、老人斑が急激に増えることがあるのです。

長引くストレスで脳の海馬は萎縮する

次は精神的な障害です。たとえば配偶者の死など、高齢者が強いショックを受けたときに、認知症が急激に進んでしまうことがあります。昔から強いストレスは、脳に悪い影響を与えるらしいことは知られていました。

これは高齢者だけに生じる問題ではありません。子どもでも両親の不和や、学校でのいじめ、転校などで過大なストレスがかかると、急激に勉強ができなくなることがあります。

ストレスは大脳皮質前頭前野に影響を及ぼし、高度な精神機能を奪ってしまうことが知られています。また、子どもの場合は、ストレスが原因で勉強ができなくなるだけでなく、喘息《ぜんそく》やアレルギー発作を起こすことも多く見られます。

185ページに図示したように、人がストレスを感じると、腎臓にある副腎皮質という器官から「コルチゾール」というホルモンを出します。

通常は「フィードバック」といって、コルチゾールがある程度出ると、脳の視床《ししょう》下部《かぶ》や下垂体《かすいたい》が反応し、今度はコルチゾールの分泌を抑制しようとします。だからストレスがある程度解消されれば、コルチゾールの分泌も止まっていきます。

ところが強いストレスが長く続くと、脳細胞とコルチゾールが結合し、分泌の抑制も利かなくなることがわかってきました。そしてコルチゾールが結合していくことによって、脳の細胞はどんどん失われていきます。

実際、学生にコルチゾールを飲ませてから何かを記憶させ、その結果を調べると、長期記憶の能力が衰えていることがわかったのです。脳の細胞が失われた結果、記憶に障害が出たと想像されます。

つまり、ストレスが長く続くと、脳細胞が死滅し、記憶能力が失われていくのです。この現象は、アルツハイマー病が引き起こす認知症とも大いに関係がありそうです。「老人斑」以外に、ストレスもアルツハイマー病の要因になっているわけですね。

ストレスとコルチゾール

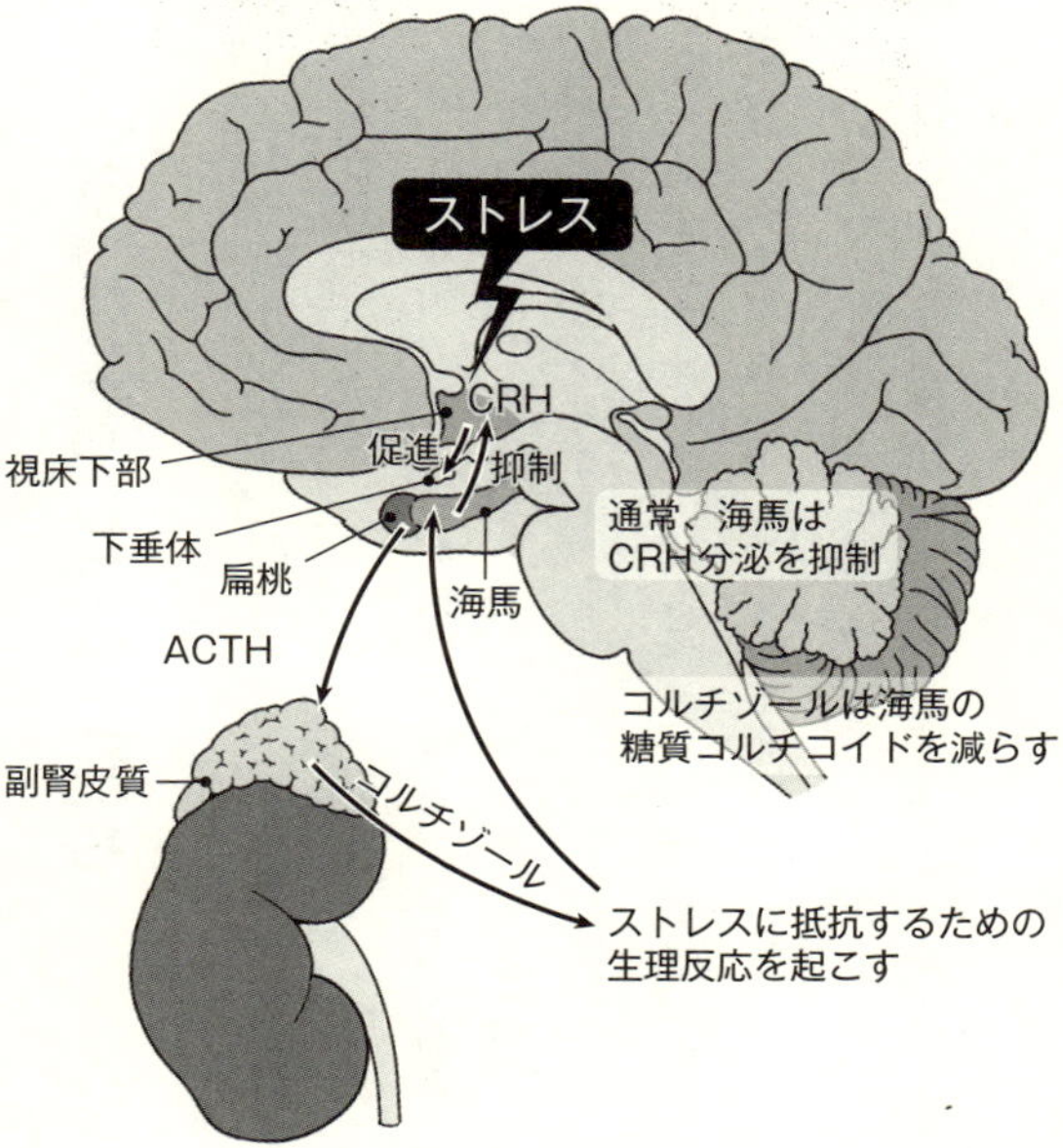

CRH＝副腎《ふくじん》皮質《ひしつ》刺激《しげき》ホルモン放出ホルモン
＝Corticotropin-Releasing Hormone

ACTH＝副腎皮質刺激ホルモン
＝Adrenocorticotropic Hormone

ストレスを感じると脳が腎臓に指示を出し、副腎皮質から「コルチゾール」というホルモンが分泌される。

戦時下で海馬が萎縮した兵士たち

コルチゾールの弊害がわかったのは、ベトナム戦争におけるアメリカ軍帰還兵の、トラウマの研究が理由でした。

ベトナム戦争でのアメリカ軍関与は8年続き、5万8000人が戦死したのですが、帰還兵のなかからPTSD（心的外傷後ストレス障害）により、日常生活がうまく営めない人が多く出ました。

たとえば朝、皆で食事をしているときに、外で自動車の音が聞こえると、「敵が来た！」と叫び、テーブルの下にもぐって動けなくなる人。あるいは、夜寝ていて雷が鳴ると、「敵だ！」と、バットで窓や鏡を打ち壊す人……。

あまりに異常な行動を引き起こすので、イェール大学のJ・D・ブレムナーという精神科医が調べたのです。

MRI（磁気共鳴画像法）で脳を撮影したところ、PTSDを抱えている人の海馬が小さくなっていることがわかりました。

しかも海馬の大きさは、戦闘の前線に1年いると2割ほど小さくなり、2年で4割くらい小さくなり、3年もいると半分ほどに縮小することもあるようです。

その原因を調べると、血中のコルチゾールが多くなり、これが海馬の細胞と結合し、海馬を萎縮させていることがわかりました。

強いストレスが最大の原因か？

海馬の萎縮が、高齢者のアルツハイマーにどの程度、関係しているのかはわかりません。ただ、２０２２年に聖マリアンナ医科大学が発表した研究には、「多くのホルモンが加齢とともに分泌量が低下するのとは対照的に、コルチゾールは加齢に伴って、その分泌が上昇する」とあります。

コルチゾールが脳細胞を縮小させるのであれば、ストレスを多く抱える人が、認知症になりやすいのは当然です。そうであれば、強いストレスから心身を守る術《すべ》を身につけることが、認知症にならないようにするコツともいえます。

一方、2003年のでイラク戦争に従軍したアメリカ人帰還兵たちの精神状態を調べると、20％近い兵士たちにPTSDの症状があることがわかっています。戦争は、多くの人に極度なストレスを与えますが、医学的な面から見ても、脳細胞を激減させるような問題を兵士たちに引き起こしているのです。

ブッダは、「生命あるものを損なって、何が聖者であろうか」と『法句経《ほっくぎょう》』で述べ、あらゆる生物の命を奪うことを否定しています。

そうはいっても、私たちが生きるうえで生物の命を奪うことは避けられませんから、必要のない命を奪うことをしてはならない、ということでしょう。だから仏教は、信者が守るべき「五戒」の一つに「不殺生戒」があり、原則、平和主義を徹底しているわけです。

世界中の人々が一様に若々しくあるためにも、私は世界が平和であることを願っています。

共通点は血流？　うつ病、糖尿病、認知症を起こす病《やまい》

「認知症」には、アルツハイマー病以外にもさまざまな種類があります。

そして、コルチゾールと海馬の関係からも想像されるように、うつ病は認知症を引き起こす要因になります。最近の研究では、認知症になる人はうつ病になりやすいし、またうつ病になったあとは認知症にもなりやすいことがデータから判明しています。もちろん、うつ病そのものが、医学的には完全に解明されたわけではありません。ただおそらく、うつによる心の辛さから逃れるため、自己防衛本能として記憶が失われるような面はあるのでしょう。しかし認知症を引き起こす理由には、「うつ病になると脳に血液が行きにくくなる」という症状も関連しているようです。

同じく、心疾患も脳梗塞も、やはり脳に行く血液のめぐりを悪くするという理由で認知症を引き起こします。

また、新型コロナウイルス感染症の数々の後遺症の一つに、認知症があります。これもウイルスによって引き起こされた炎症によって、脳に行く血液が阻害されたために、認知症が引き起こされたのです。

さらに、糖尿病の人が認知症になりやすいことも知られています。糖尿病になると、インスリンの分泌に異常が生じます。インスリンには脳に溜まるアミロイドβを取り除く働きもありますが、その分泌が妨げられるので、老人斑が急速に増える原因となると推察されます。

筋肉の減少による身体機能の低下、つまりサルコペニアも認知症を引き起こします。筋肉量が減り、一日の運動量が減ると、脳への血流も減ってしまいます。脳には長寿遺伝子があり、血流が減るとそれに栄養が届かなくなり、遺伝子が活性化しにくくなりますから、認知症にもなりやすくなるのです。

また、痩せて弱った筋肉を増強するために、ステロイド系の薬が使われることもあり、これもコルチゾールと同じく認知能力を下げる可能性があると指摘されています。

認知症の原因となり得るもの

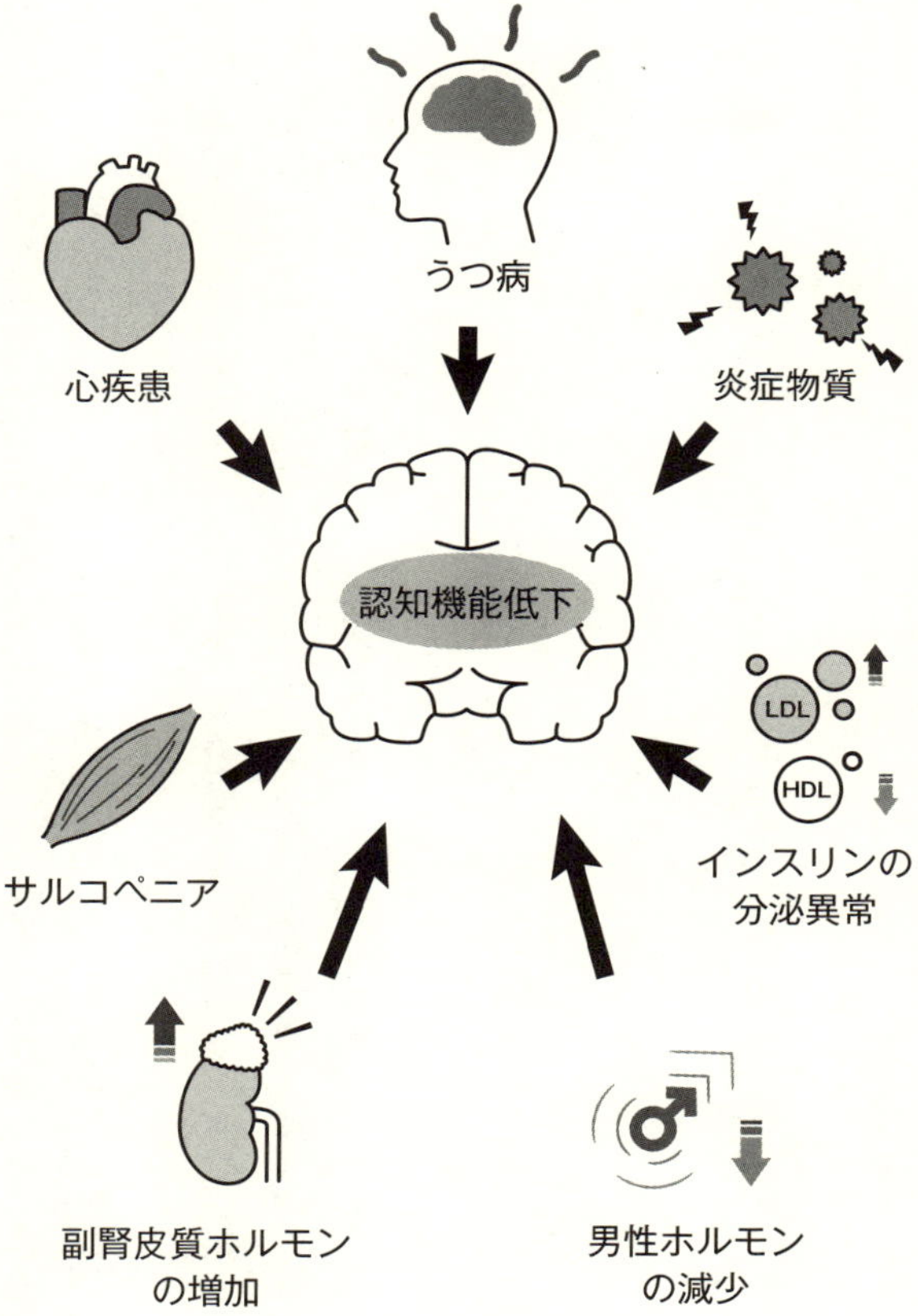

もう一つつけ加えると、女性と男性を比べた場合、女性のほうが認知症になりやすいことも知られています。同年齢で比べた場合、3倍くらい女性の認知症患者が多い、というデータもあるのです。

長生きするのは圧倒的に女性ですが、女性は筋肉量が少ないので、血流が悪くなるという面はあるでしょう。また、「男性ホルモンが認知症を防ぐ」ともいわれています。研究が進めば、この方面からの認知症対策も考えられるかもしれません。

第9章

若さと認知症予防をかなえる新習慣

——脳を守るには、腸を鍛えなさい

「科学的に正しい認知症対策」

認知症について理解したところで、脳を活性化させ続け、人生の最後まで認知症にならないために、私たちは何をすべきでしょうか？

実はこの問題は、今、医学界でもっともホットなテーマと言ってもいいくらい、注目されている研究テーマです。

というのも、老人斑があり、軽度から中等の認知症だとされる人の約40％が、「生きているときにまったく認知症の症状を示していない」ことがわかってきたからです。先に紹介した「きんさん、ぎんさん」のぎんさんと同じようなケースですが、このことは、「脳には、高齢になってから生じる異常を補うシステムが備わっている」ことを示しています。

注目されているだけあって、近年までに「脳の老化防止」について、数多くの論文が発表されています。これらの研究から、脳の老化防止には何が有効だとわかるのでしょうか？

こんな趣味を持てば大吉！

まず、「仕事に生きがいがある」という人は、そうでない人にくらべて認知症の危険が低いことがわかっています。さらに、チェスなど知的な刺激のある趣味のある人の危険率も低いこと、また、読書をよくする人も、非常に認知症のリスクが低いことが明らかになっています。

それに比べて、「楽器の演奏をすること」や「文章を書くこと」「人とおしゃべりをすること」などには、さほど認知症のリスクを下げる効果がなかったのですが、それでも何もしないよりはずっと効果的です。

要するに、「引きこもってボーッとしてしまうこと」が、認知症の予防には一番よくない習慣であるわけです。読書や囲碁、将棋、麻雀など、楽しいと思える知的な趣味を持つようにすることが大切でしょう。

ダンス、水泳、登山は？
スポーツは認知症対策に逆効果？

認知症への対策として、運動はどのくらい効果があるでしょうか？　２００３年に医学雑誌（The New England Journal od Medicine）に発表された論文での数値をご紹介しましょう。

もっとも効果的とされるのはダンス（社交ダンス）です。運動をしていない人を1とすると、危険率は０・24に下がります。ほかに有効なのは、水泳が０・71。

しかし、そのほかの激しい肉体運動は必ずしも効果があるといえず、たとえば登山は危険率が1・55。つまり、「平均的な行動をする人よりも認知症の危険が55％増す」ということです。これは、「自然のなかで歩く」という行為だけをとれば、脳を刺激して認知症の対策になるけれど、それ以上にケガをして歩けなくなって、結果的に認知症になるリスクが高いことが考慮されているわけです。それほど山道は、ケガのリスクが高いということです。

そのほか、サイクリングは、２・09という高い危険度。サッカーや野球などのチームスポーツは、意外にもほとんど認知症対策としての効果はありませんでした。

多くのスポーツが「効果なし」とされるのに対し、ごく普通の「家事」は認知症を発症する危険率を０・88に低減させます。散歩はさらに発症リスクを０・67に低減させます。

高齢になると、強めの運動をして得られるメリットより、ケガによって動けなくなるリスクのほうが大きいことは、第４章でも説明しました。大ケガによって動けなくなることで脳の機能が低下するリスクに加え、関節炎や筋肉痛など、よくある軽度の症状が長引くこともあります。

さらに老化防止の研究から指摘されているのは、激しい運動をすれば酸素を大量に消費することです。酸素を消費すればするほど体内で活性酸素が増え、体の細胞が酸化することになります。細胞の酸化とは、すなわち老化です。だから、若いときに激しい運動に打ち込んでいた人は、意外にも長生きしないことがよくあるのです。まして高齢者の場合には、逆効果にしかならないのが現実だということでしょう。

もしも運動をするなら、「歩く」くらいが健康にもよく、若返りにもちょうどいいのです。これにさまざまな種類の知的活動を組み合わせて運動をする人ほど、認知症になりにくいという調査結果もあります。

知的活動のポイント

知的活動については、**何より楽しく**頭を使うことが大切です。興味のないことを無理やりやっても意味はありません。チェスやダンス（社交ダンス）が認知症予防に効果的なことからも、仲間と一緒に**「楽しく頭を使うこと」が理想**だと考えられます。無理をして脳にストレスをかけてはいけません。

もう一つ補足すると、医学というのは「統計（確率）」の話なのです。統計上で「認知症の対策に効果的」な習慣を私は紹介していますが、ダンス好きな人でも認知症になったり、激しい運動が好きな人が健康で長生きしたりしている事例はいくらでもあるでしょう。

また、ある習慣が脳によくても、別の習慣が脳に悪いということはいくらでもあります。さらに、せっかく「いい習慣」を続けたけれど、たまたま遺伝子の変異が起こったことで認知症になるケースだって考えられるわけです。

でも、だからといって、医学上のアドバイスを無視していい理由にはなりません。すべての健康法に言えることは、正しいアドバイスに従うことで、健康的な生活が続けられる可能性は高まるし、健康であればあるほど、幸福を享受できる可能性も高まるということです。そこを理解して、私たちは「いつまでも若々しくいられるのだ」と信じながら、毎日の知的生活をエンジョイすることが大切なのです。

腸内環境を整えることが、なぜ認知症に関係するの？

認知症が起こる脳と、食べ物を消化する器官である腸。どちらも人間の体にはなくてはならない存在ですが、多くの人は両者を、「関係のない、別の部位」ととらえているでしょう。

けれども、口から喉頭や食道、肛門まで、食べ物が通っていく、ひとつながりの管でもある「腸管」は、多くの神経細胞や神経線維とつながっている側面もあることから、「第二の脳」ともいわれてきました。

さらに研究が進むと、脳と「第二の脳」を結びつけているのは神経だけでなく、血液系、免疫系、ホルモン系の物質が関係していることもわかってきました。この「第一の脳」と「腸管の脳（第二の脳）」の関係を、**「脳腸相関」**と呼んでいます。

脳と腸管は互いに密接に関係しており、脳の状態は腸に影響し、逆に、腸の状態も脳に影響するということ。実際、緊張や強いストレスを脳が感じたりすると、胃がキリキリ痛んだり、お腹がくだったりしてしまう人は多いでしょう。

この腸管内の、とくに大腸には、たくさんの「腸内細菌」が棲《す》みついています。

正確には腸管以外の部分でも、皮膚など外界と接している部位にはたくさんの細菌やウイルス、真菌など、多くの微生物が棲息し、人の活動に関わっています。

腸内細菌が不足すると、栄養素がつくれない

食べ物の消化吸収には、実は、腸内細菌による食材の分解力が欠かせません。腸内細菌が体に必要な栄養素の一部を産生しているのです。人間は、単体で、つまり自分の力だけで生存しているわけではありません。私たちの体内に棲息している微生物たちがイキイキと健康的に活動しているからこそ、私たちは若々しさを保てるわけです。

まず、その前提をここでは知っておいてください。

そして、これら腸内細菌の群れを総称して「微生物叢《そう》」とか「微生物フローラ（腸内フローラ）」と呼びます。

微生物のなかでも、認知症予防を含めた脳の活動に大きく関わるとされているのが「腸内細菌」です。腸内細菌のなかには、有毒菌から体内組織を守ってくれるものもありますが、どんな役割を果たしているのか、まだわかっていない種類もあり

ます。

腸内細菌の数は諸説あり、100兆個などとも言われます。また腸内細菌を構成する遺伝子の数として、日本人の場合は500万個が見つかっており、外国で発見された遺伝子を加えると1200万個にもなります。ヒトの遺伝子数は2万5000個くらいですから、私たちはそれよりはるかに多い数の別種の生命を、腸内に抱え込んでいるわけです。普段、私たちは意識していませんが、それだけの膨大な数の生命に、日々、守られているのです。

腸内細菌叢の具合が、心を落ち込ませることもある

では、アルツハイマー病などの脳の老化と、腸内細菌はどのように関わっているのでしょうか?

すでに前章で、うつ病から認知症が起こりやすいことは説明しましたが、腸内細菌は、うつに大きく関与していると考えられます。

腸内細菌が気分や感情に影響を与えることは、動物実験で証明されています。2015年、アイルランド・ヨーク大学の、ジョン・F・クライアン教授は、うつ病の患者の便を、ラットの腸内に移す実験をしました。するとラットの動きが鈍くなり、部屋の片隅にうずくまるようになりました。つまり、腸内細菌には明らかに、うつを引き起こす作用をするものが存在しているわけです。

実際、腸内細菌の異常が、うつを引き起こすケースも、よく知られています。たとえば日本には少ないのですが、アメリカの牧草地帯や酪農地帯の地面には、牛の便に含まれているカンピロバクターなどの微生物が大量に生息しています。これらが大雨や洪水で飲用水に入り込むと、それを飲んだ人は感染症にかかり、激しい下痢や腹痛を起こすことがあります。

しかも感染した人々は、心の平安をなくし、不安や恐怖を感じ、うつ病と同じような症状を抱えてしまうこともあるのです。

腸内細菌とほかの病原菌とのバランスが乱れることを「ディスバイオーシス」（腸内菌共生バランス失調）と呼び、腸の炎症を引き起こすだけでなく、うつ状態や不安をもたらすことが知られています。

そして、このディスバイオーシスが脳の萎縮をもたらし、影響が長く続けば、脳は老化していくことがわかってきたのです。

腸内細菌の改善でアルツハイマー病を防ぐ

さらに腸内細菌は、セロトニン、ドーパミン、GABA（γ《ガンマ》アミノ酪酸）など、心に働きかけるホルモンの分泌にもかかわっています。

セロトニンは「脳を元気にする」といわれ、これが少なくなるとうつ病になるとされています。また、GABAは不安が高まりすぎたとき、これを抑制する作用があります。不眠は、不安感によることが多いのですが、睡眠剤はほとんどすべてがGABAの作用を高めるものです。

ドーパミンは私たちに快感を与える物質で、不安の多い人、何をしても面白さを感じない人、悲観的な考えにとらわれる人には、待望のホルモンでしょう。

モルヒネ、コカイン、合成麻薬は、いずれもドーパミンを増やす働きをしますが、これらの薬品は脳細胞を傷つけ、精神を破壊するリスクもあります。

これらのホルモンは脳神経に作用するほか、腸内細菌が働く以上、腸内にある細胞や血液中にも入り込みます。すると副腎皮質は、コルチゾールというホルモンを分泌して、この作用を抑えようとするのですが、前述したように、このホルモンがアルツハイマー病の原因となる老人斑をつくりだします。

ですから、ディスバイオーシスという言葉が象徴するように、私たちは健全な腸内細菌のバランスを維持して、心にも体にもちょうどいいホルモンの分泌状態を維持する必要があります。

本書の第2章で紹介している「若々しさを保つ食事の習慣」は、そんな腸内細菌のバランスを保つためにも有効な食事なのだと心得てください。

アルツハイマー病を遠ざける食べ方のコツ

もう一つ、アルツハイマー病との関連でいえば、173ページで紹介したアミロイドタンパクの一部は、腸内細菌によってもつくられています。

腸で産生されたものが、わざわざ脳細胞まで運ばれるのは不思議ですが、実際に免疫細胞に取り込まれて脳に運ばれたり、血流を介して脳に運ばれたりして神経細胞の周囲に沈着することがわかっています。

すでに説明したように、このアミロイドタンパクのゴミが排除されず、老人斑として残ってしまうと、アルツハイマー病が引き起こされる可能性があります。

それを防ぐために、次のような食事が重要であることが最近の研究でわかっています。ぜひ参考にしてください。

①脂肪の摂取を減らす
②食物繊維を摂取する

③野菜、果物を食べる
④口腔内を清潔に保つ

①パーキンソン病──腸内細菌で予防できる脳の病気

認知症を引き起こす脳の病気のいくつかは、やはり腸内細菌と大きく関わっていることが、最近わかってきました。そのいくつかをご紹介しましょう。

まず、パーキンソン病です。発症者の多くは、50〜60代の方ですが、若年性といって、40代で発症する人もいますし、より高齢になってから発症する人もいます。

海外では、俳優のマイケル・J・フォックス氏が、30歳にしてパーキンソン病と診断され、今もなお闘病しています。また、パーキンソン病の研究助成活動として財団を設立するなどの活動も行なっています。

パーキンソン病患者の約40％が、認知症（パーキンソン病認知症）を発症します。発症は70歳以降が多いとされています。

そんなパーキンソン病に、腸内細菌が関係していることが、だんだんとわかってきました。

パーキンソン病の発症率を減らす食べ物があるかどうかが、健康な人と患者で比較検証されました。

その結果で注目されるのは尿酸で、これには鉄や銅などの分子の毒性を抑える作用があり、尿酸の摂取はパーキンソン病を防ぐとされます。また、第2章で紹介した地中海食も、パーキンソン病を防ぐというデータが多く出されています。

パーキンソン病の発症前には、腸内細菌に変化が起こります。詳細は省きますが、腸内細菌の異常によってつくりだされた物質が脳血液関門を通り抜けて、脳神経の細胞に障害を与えるのです。

最近では、健康な人の便をパーキンソン病の人の腸に移植するなど、革進的な研究が行なわれています。その成果に期待したいところですが、私たちに必要なのは、日々の食べ物に注意し胃腸を大切にし続けることで、健全な心を守っていくことです。

②レビー小体型認知症——イギリス元首相もかかった病

イギリスの元首相、マーガレット・サッチャーさんは晩年に認知症を患っていましたが、それはレビー小体型認知症だったのではないかといわれています。発症後、彼女は亡くなったご主人の幻覚を見続け、朝はテーブルにご主人の分のコーヒーを置き、誰もいない空間に向けて、ずっと一人で会話をし続けていました。

このレビー小体型認知症は完全に腸の病から始まり、患者は最初、便秘などの疾患に悩まされます。その後、腸内に「レビー小体」と呼ばれるものが蓄積しはじめ、これが「αシヌクレイン」というタンパク質と一緒に大きくなります。

αシヌクレインは人間の運動機能に関連しており、レビー小体が大きくなることによって、これが脳に伝わらなくなります。その結果、レビー小体型認知症が引き起こされるのです。レビー小体型認知症もパーキンソン病と同様、最近は健康な人の便を移植することで治療する研究が試されています。

③脳梗塞――腸にこんな異変が起きたら注意

心筋梗塞といえば、心臓の周辺の動脈が詰まる症状です。一方で脳梗塞といえば、脳につながっている動脈が詰まることで起こる症状です。

最近、心筋梗塞の治療法は非常に進歩しました。たとえば、今、あなたが心筋梗塞の発作に襲われたとしても、すぐに救急車を呼んで市中の病院のＩＣＵなどに運ばれれば、まず助かる確率が高いのです。心筋梗塞が多いことで有名なアメリカでも、亡くなる人の数は減っています。

しかし、これが脳梗塞であれば、どうなるでしょう？　確かに現在の医学は進歩していますから、脳梗塞でも死亡するケースは減っています。しかし脳の機能が損なわれることまでは防げません。余後の日常活動に支障をきたし、第一線を退くことを余儀なくされてしまうこともあります。

脳梗塞にもいくつかの種類があり、脳の表面を流れる血管が詰まる場合は、比較的症状が軽くすみます。何度も多発すると認知症になる恐れもありますが、通常は手足がしびれるとか、動きが悪くなる、口がもつれるといった症状です。脳梗塞の70％は、このタイプに当てはまります。

問題は脳の内部の血管で起こる脳梗塞で、こちらは脳の表面にある「大脳皮質」にとっての生命線です。

ここには150億個くらいの神経細胞があり、その活動によって私たちは手足を動かし、ものを見て、音を聞き、考え、言葉を発しています。

その神経細胞に酸素やブドウ糖を送り込む血管が詰まるということは、それらすべての機能が損なわれることを意味します。手足が動かない、口が利けないといった症状に加え、認知症のリスクや、最悪、死も覚悟しなければなりません。

そんな脳梗塞に、腸内細菌もかかわっていることが、明らかになってきました。

もちろん、脳梗塞の90％は、栄養状態の悪さ、運動不足、喫煙などが原因だとされ、糖尿病、肥満、高脂血症、高血圧症の人に脳梗塞は多く見られます。

ただ、脳梗塞が起こると腸内細菌が変化し、その変化した腸内細菌が、さらに脳の機能を低下させることがわかってきたのです。

それは**脳梗塞が起こると、すぐに腸の炎症が起こり、便秘、腹痛、下痢などの異常が多くなる**ことから判明しました。

まだ研究は緒についたばかりなので詳細はわかっていませんが、脳梗塞を発症したマウスやサルでは、脳の炎症に関与する腸内細菌が増えていることがわかっています。そのメカニズムが解明されれば、脳梗塞後の大きなダメージを軽減できる可能性もあります。

イライラが脳を傷つける。「ストレス」を遠ざけよう

認知症を避けるにはどうすればいいか、本章ではさまざまな考察を紹介してきましたが、アルツハイマー病にせよ、ほかのどんな要因からにせよ、認知症に一番なりやすいのは、やはり「ストレスの多い人」だと私は考えています。

実際、90歳過ぎまで社長業をバリバリこなしていたような元気な人でも、会社が

倒産するとすぐに認知症になることがあります。ずっと家族と仲が悪かった人ほど、パートナーと別離したり、家族が自立して一人になったりすると、認知症になるケースが多くあるように思います。元気なようでいても、長年ストレスを多く抱えていた人はいつも孤独を感じ、自分の脳を傷つけているのですね。

では、そういう人は認知症になってはじめて、ようやく憂《う》き世のことを忘れて、あらゆるストレスから解放されるものなのでしょうか？

いいえ、事はそう簡単ではありません。というのも、強いストレスを感じていた認知症の人は、認知症になってもなお、ストレスを人一倍強く感じていることが多いからです。

ある高齢者は、息子と仲が悪く、しょっちゅう喧嘩して怒鳴っていました。そのたびに、ほかのご家族から諫められていましたが、やがて息子は「なんでオヤジは、俺のことをわかってくれないんだ！」と出ていってしまいます。それでも父親のほうは、いなくなった息子への怒りで、毎日イライラしていました。

そんな状態が続くことで脳が傷つき、やがて彼は認知症になってしまいます。もはや息子のことすら覚えていません。悩みの原因であった息子は離れ、記憶からも消え去りました。それなのに、今度は遠くの雷の音や、部屋の照明が急に消えたことなど、些細なことにも度を越して恐怖を感じているのです。

原因を取り除いてもダメなら、これを変えよう

ストレスの多い人は、たとえストレスの主な原因が取り除かれたとしても、またすぐに別のストレスを抱え込んでしまうということです。これでは堂々巡りで埒《らち》があきません。ですから年をとったら、私たちは目の前の物事に、「ストレスを感じるくせをなくしていく」よう考えなければなりません。

その方法の一部は、本書で述べてきた「いつまでも若々しくあるための習慣」と重なります。心の持ちようのほか、睡眠、趣味、瞑想のようなメンタルケアです。

さらにもう一つ、今すぐに手放せるストレスに、「年をとることへの不安や恐怖」があります。

「自分は、これからどうなってしまうのだろう？」

「体の調子は、どんどん悪くなってしまうのだろうか？」

「自分はいずれボケてしまうのだろうか？」

こうした「年をとることへの、得体の知れない不安や恐怖」も、私たちの脳にストレスを与える要因になります。

でも、本書をここまで読んでくださった方は、「年をとることへの不安や恐怖」は、ずいぶん軽減されたのではないでしょうか？　そう、年をとることは怖いことでもないし、辛いことでもないのです。年をとれば、ようやく煩わしい仕事や人間関係、あれやこれやの面倒な慣習に構わず、やりたいことが自由にできる時間が続いていくのです。

そう考えて、常に、そして、いつまでも若くありたいものです。若さあふれる人生を楽しんでいきましょう。

おわりに……長い人生をいつまでも快適に過ごすために

いつまでも若々しく人生を満喫するために、本書ではあなたにぜひ受け入れてほしい「新しい習慣」を提案してきました。食事のこと、運動のこと、睡眠のこと、瞑想のこと、心の持ち方や人間関係づくりのこと……。別に無理をすることはありません。できそうなことからゆっくり、試してみればいいのです。

今日は昨日より、なんとなくだけどイキイキする気がする——そんな、ちょっとの変化でも気づけば、毎日はずっと満たされたものになっていきます。

仏教が説く「完全ストレスフリーな生き方」を

最後に少し、仏教の教えを紹介しておきましょう。

仏教には、「それを実践することで寿命が延びる」とされる、若返る秘法のような教えがあります。その名は「天台小止観《てんだいしょうしかん》」というもので、6世紀の中国の僧、智《ち》顗《ぎ》によって説かれました。

智顗はその方法によって、兄の不治の病を治し、その寿命を15年も延ばしたとされます。昔の15年ですから、今なら20～30年くらいに相当するかもしれませんね。

彼の教えは、平安時代に中国に渡って修行をし、比叡山《ひえいざん》の延暦寺《えんりやくじ》を開山した天台宗の開祖・最澄《さいちょう》によって日本にもたらされました。

では、「天台小止観」とは、どういうものなのか？　その内容は非常に膨大なのですが、ここで述べたいのは瞑想の核をなす「止観」と呼ばれる考え方です。

・外界の現象や過去のことに心を乱されない
・心を「今ここ」に集中させる
・その状態で物事をよく観察し、生きるための智慧《ちえ》を得る

つまり、過去に自分が経験したことや、未来がどうなるかといった問題をとりあえずは除外し、「今、自分がやるべきこと」に集中するのです。そのうえで「自分にとって善い」と思われる習慣を実践し、ただ「やりたいな」と思うことに心を向けていく。それだけのことをしていけば、私たちを不幸にする要素なんて何もないのです。難しいことでもなんでもありませんね。

「今までの自分」を後悔していたり、過去の自分に罪の意識を持っていたりすれば、どんなに努力をしても心の安寧《あんねい》は得られず、快適な毎日を過ごすことは難しいかもしれません。しかし浄土真宗《じょうどしんしゅう》の開祖・親鸞聖人は、「和讃《わさん》」（仏法や仏の徳を讃える七五調の歌）として、次のような歌を残しました。

「罪障功徳《ざいしょうくどく》の体《たい》となる　こおりとみずのごとくにて

こおり多きにみずおおし　さわりおおきに徳おおし」

つまり、これをものすごく意訳すれば、今の自分を「嫌だなあ」とか「不幸だなあ」と思っている人ほど、大きな幸せを感じられるチャンスなのですよ、ということです。ですから、この先の人生に不安や悩みを感じている人こそ、「この本は自分のための本なんだ！」と理解し、ぜひ簡単なことから始めてみることおすすめいたします。

楽しく長生きするために、私が粛々《しゅくしゅく》と続けていること

長く人生を楽しむために、必ずしも習慣を新しくする必要はありません。

「こんなことをやっても無駄なんじゃないか」とか、「非効率でなんの意味があるんだろう」と思っていても、その行為に自分を癒やしてくれる何かがあるなら、無条件で続けることがあっても構わないと思います。

科学的に根拠が見出せなかったとしても、実はストレスを除去し、若々しさを保つ重要な働きをしている習慣はあるものです。

なぜそんなことがわかるのかといえば、私にもここ10年くらいずっと、なんとなく続けている習慣があるからです。それは本書の第4章でも紹介した、マンションのルーフバルコニーにある木や花に、水をあげたりして世話をすることです。

そもそも、この花壇の管理をしていたのは、私の妻でした。毎日、朝夕に水をやり、雑草が生えたら丁寧に抜き取ったりして、四季折々の花を咲かせていました。

枯れてしまったら新しい花を補充したりして、ベランダが何もない状態になることはなかったように記憶しています。

とはいえ、妻が生きているときは、一緒に木を買ったりしましたが、世話はすべて任せていました。

ところが、妻は10年ほど前に亡くなり、私には木々や花壇だけが残されました。

さて、この遺産を、私はどうしようか？

私は別に花に関心があるわけでもないから、処分してしまうのが一番簡単でしょう。でも、それでは妻をガッカリさせるような気がしたし、寂しく思うような気もしました。

結局、私がせめてできる木々や花の世話を引き継ぐことにしたのです。毎日のように水をやり、それぞれの花についてネットで調べ、最低限、枯らさないようにケアをしていく。おかげでこの10年、ベランダから草木や花が絶えたことはありません。たまに娘や孫がやって来ると、その色とりどりの花の様子に驚いています。

もっとも、私はガーデニングが趣味で面白がっているわけではありませんので、世話をするたびに妻を思い出すような爺さんに世話をされ、花にとってみれば、さぞや鬱陶しく感じていることでしょう（笑）。

ただ、精神衛生にとっていいと感じる以上に、毎年、季節になると咲く花を見れば、妻と長くともに過ごしてきた楽しい日々を思い出し、私と妻が歩んできた人生は間違いなく今も継続していて、自分の生きた証がそこに存在することを確信します。

こんなふうに、変わらない日常を守っていくことだって、人生において大切なことだと思うのです。そのことを私たちは、もっと誇りに思っていいのではないでしょうか？　小さなことでも、自分が大切に守っている「変わらないこと」に価値を見出していく。人生の極意は、ひょっとしたらそのためにあるのかもしれませんし、いつまでもその価値を高められるなら、長くなればなるほど、私たちの人生は素晴らしいものになっていきます。

あなたの人生が、いつまでも若々しく、素晴らしいものでありますように、著者として心から祈念しております。

参考文献

Scot C.Anderson,John F.Cryan and Ted Dinan, *The Psychobiotic Revolution,* National Geographic, Washington DC,USA.

Gunjan Goel,Teresa Requena,and Saurabh Bansal, *Human-Gut microbiome,* Academic Press, London,UK.

Joab Oliveira Salomão,*Human Gut Microbiota in Weight Loss and Depression,* Our Knowledge Publishing, Republic of Moldova.

Edward Ishigro, Natasha Haskey, Kristina Campbell, *Gut Microbiota:Interactive Effects on Nutrition and Health,* Academic Press, Washington DC,USA.

高田明和編『摂食と健康の科学』朝倉書店

高田明和『65歳からの孤独を楽しむ練習』三笠書房

高田明和『88歳医師の読むだけで気持ちがスッと軽くなる本』三笠書房

辻雙明『禅の道をたどり来て』春秋社

朝比奈宗源『佛心』春秋社

松原正樹『感情を洗いながす禅の言葉』三笠書房

ケリー・ターナー、トレイシー・ホワイト／佐々木加奈子訳『がんが自然に治る10の習慣』プレジデント社

日本高血圧学会高血圧治療ガイドライン作成委員会（編）『高血圧治療ガイドライン2019』ライフサイエンス出版

Circadian alignment of early onset caloric restriction promotes longevity; in, September 2021 male, C57BL/6Jmice; *Science,* June 2022

Circadian autophagy drives iTRF-mediated longevity:Nature

日本老年医学会『日本老年医学会雑誌第55巻第4号』

本書は、本文庫のために書き下ろされたものです。

高田明和（たかだ・あきかず）
浜松医科大学名誉教授　医学博士。1935年、静岡県生まれ。慶應義塾大学医学部卒業、同大学院修了。米国ロズウェルパーク記念研究所、ニューヨーク州立大学助教授、浜松医科大学教授を経て、同大学名誉教授。専門は生理学、血液学、脳科学。また、禅の分野にも造詣が深い。主な著書に『HSPと家族関係「一人にして！」と叫ぶ心、「一人にしないで！」と叫ぶ心』（廣済堂出版）、『魂をゆさぶる禅の名言』（双葉社）、『65歳からの孤独を楽しむ練習』『88歳医師の読むだけで気持ちがスッと軽くなる本』（ともに三笠書房）、『自己肯定感をとりもどす！』『敏感すぎて苦しい・HSPがたちまち解決』（ともに三笠書房《知的生きかた文庫》）など多数ある。

知的生きかた文庫

20歳《さい》若《わか》返《がえ》る習慣《しゅうかん》

著者　高田《たかだ》明和《あきかず》
発行者　押鐘太陽
発行所　株式会社三笠書房
〒一〇二-〇〇七二　東京都千代田区飯田橋三-三-一
電話〇三-五二二六-五七三四〈営業部〉
〇三-五二二六-五七三一〈編集部〉
https://www.mikasashobo.co.jp
印刷　誠宏印刷
製本　若林製本工場

ISBN978-4-8379-8886-1 C0130